RECHERCHES

ANATOMIQUES ET PHYSIOLOGIQUES

SUR LES OVAIRES

DANS L'ESPÈCE HUMAINE.

IMPRIMERIE ET FOND. DE F. LOCQUIN ET COMP., 16, RUE N.-D. DES VICTOIRES.

RECHERCHES

ANATOMIQUES ET PHYSIOLOGIQUES

SUR LES OVAIRES

DANS L'ESPÈCE HUMAINE,

CONSIDÉRÉS SPÉCIALEMENT SOUS LE RAPPORT DE LEUR INFLUENCE DANS LA MENSTRUATION.

Par C. NÉGRIER,

DOCTEUR EN MÉDECINE DE LA FACULTÉ DE PARIS, PROFESSEUR DE CLINIQUE D'ACCOUCHEMENT A L'ÉCOLE SECONDAIRE DE MÉDECINE D'ANGERS, CHIRURGIEN EN CHEF DE LA MATERNITÉ DES HOPITAUX D'ANGERS, MEMBRE DE LA SOCIÉTÉ DE MÉDECINE DE LA MÊME VILLE, MEMBRE DU JURY MÉDICAL DU DÉPARTEMENT DE MAINE ET LOIRE.

AVEC ONZE PLANCHES LITHOGRAPHIÉES

PAR M. BEAU,

D'après les dessins de M. Lebiez.

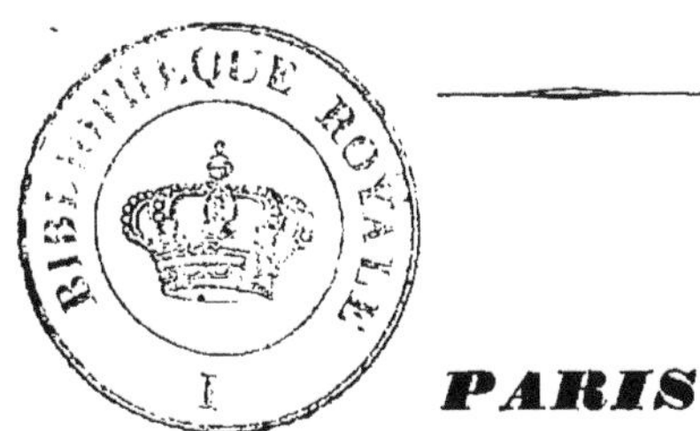

PARIS

BECHET J^e ET LABÉ,

LIBRAIRES DE LA FACULTÉ DE MÉDECINE

Place de l'École de Médecine, n. 4.

1840

AVANT-PROPOS.

Les recherches que je publie aujourd'hui sont le résultat d'observations auquelles je me suis livré depuis plus de dix années. Malgré le nombre assez considérable de faits qui m'avaient conduit à envisager sous un point de vue tout à fait nouveau, les causes occasionnelles de la menstruation, j'hésitais à publier un travail pour lequel je voulais plus de matériaux encore. Je pensais qu'on ne pouvait accumuler trop de preuves, quand il s'agit d'établir dans la science quelque principe resté jusqu'alors inconnu.

Si j'émets ici cette opinion, ce n'est point pour faire la critique de la manière toute différente de procéder de certains auteurs, qui se hâtent de généraliser quelques conséquences déduites d'un ou deux faits particuliers. Je n'ai d'autre but, en faisant cette remarque, que d'apprendre au lecteur pourquoi j'ai retardé jusqu'à ce jour une publication dont j'avais tous les éléments depuis longtemps.

Moins jaloux d'attacher mon nom à une vérité nouvelle, que d'en bien établir d'abord la démonstration, je m'étais borné à soumettre mes recherches au contrôle de l'expérience et de l'observation, soit en les communiquant à la société de médecine d'Angers, soit en les exposant dans mes leçons.

Malgré les encouragements qui m'étaient donnés par des juges éclairés, et bien compétents dans la matière, j'ajournais encore cette publication, et j'avoue que les frais assez considérables qu'elle devait entraîner, n'étaient pas non plus pour moi un motif sans valeur.

Mais ces diverses considérations ont cessé de m'arrêter, dès que j'eus appris que l'auteur d'un *Traité philosophique de médecine pratique* venait de proclamer comme sienne la découverte à laquelle des recherches longues et persévérantes m'avaient conduit depuis plusieurs années. J'étais menacé d'encourir le reproche de plagiat en publiant mes propres observations, si je gardais plus longtemps le silence. Je dus le rompre, et voici la lettre que j'adressai à ce sujet à M. le rédacteur de la *Gazette Médicale de Paris* : elle est insérée à la page 672 du tome VII de ce journal.

« Monsieur,

» J'ai lu avec d'autant plus d'intérêt l'article bibliographique de la » *Gazette médicale* du 21 septembre, qui rend compte du premier » volume du *Traité philosophique de médecine* de M. Gendrin, » que cette analyse présente, dites-vous, des opinions entièrement » neuves sur les organes générateurs de la femme. Les recherches de » M. Gendrin l'auraient conduit à penser que les hémorrhagies » menstruelles ne seraient que le résultat d'une congestion périodi- » que et régulière provenant d'une fonction qui s'opère chaque » mois dans les ovaires. Cette opinion, monsieur, je la professe dans » mes leçons, à l'école secondaire de médecine d'Angers, depuis » l'année 1830, et j'ai montré plusieurs fois aux élèves, sur les ovai- » res, les diverses évolutions par lesquelles passent les vésicules » ovariques, depuis leur apparition jusqu'à leur rupture, en même » temps que je leur faisais remarquer l'utérus à ces diverses phases.

» Je peux donc réclamer l'antériorité sur M. le docteur Gendrin, » pour ce que son ouvrage contient de relatif à la menstruation, et » avec d'autant plus de raison que tout ce que cet auteur a exposé » de neuf sur ce sujet, se trouve dans un mémoire que j'ai lu sur ce » point de physiologie, à la Société de médecine d'Angers, le 2 no- » vembre 1832 (le procès-verbal de la séance pourrait l'attester au » besoin (1)».

» Vous vous en convaincrez par la lecture de ce travail, car il sera » bientôt imprimé. Ce mémoire a été communiqué à Angers, au

(1) Voici une copie de cette pièce :

Des procès-verbaux de la Société de médecine d'Angers a été extrait ce qui suit :

Séance du 7 novembre 1831.

Présidence de M. LACHÈSE, père. — M. V. LAROCHE, secrétaire.

« Communication de la première partie d'un mémoire sur les fonctions des » ovaires chez la femme, par M. Négrier. Après cette communication, un » membre demande à M. Négrier s'il a connaissance que l'on ait rencontré des

» mois d'octobre 1837, à M. le professeur Adelon, et au mois d'a-
» vril 1838, il a été lu à Paris par MM. Paul Dubois, Bérard aîné,

» vésicules sur les ovaires des mules? Celui-ci répond affirmativement, en
» ajoutant qu'on y a trouvé les cicatrices des vésicules. »

Au compte-rendu de la même année, séance du 7 décembre, M. le secrétaire entre dans les détails suivants sur la communication de M. Négrier.

« Nous n'oublierons point de vous parler de la première partie d'un mé-
» moire intéressant qui vous a été soumis par M. Négrier, et dans lequel il
» cherche à prouver, d'après l'examen comparatif des organes et des fonc-
» tions sexuels de différentes classes d'animaux avec ces mêmes organes et
» ces mêmes fonctions chez la femme, que, la plus grande partie de l'in-
» fluence que l'on a dans tous les temps attribuée à la matrice, doit, à plus
» juste titre, être accordée aux ovaires, et que c'est évidemment dans les
» fonctions de ces parties peu connues que réside la cause naturelle des
» menstrues et de leur périodicité.

» Toutefois la nature de notre travail nous impose l'obligation de ne
» vous donner qu'un aperçu rapide de ce mémoire. Qu'il nous suffise donc
» de dire qu'il exigeait de longues recherches; que l'auteur y étudie succes-
» sivement les phénomènes de la puberté et de la première menstruation
» chez la femme; ce qui se passe à la même époque chez plusieurs animaux
» de classes et d'espèces différentes; la manière dont se développent les
» ovaires, ce qu'on y remarque avant la première menstruation et avant
» qu'ils n'aient été fécondés; enfin, la marche que suit l'utérus dans son
» évolution, et que l'auteur a su traiter tous ces objets avec sagacité et dis-
» cernement, et en déduire de nombreux corollaires qui sont tous propres à
» appuyer la nouvelle théorie sur des bases solides. »

Nous soussignés, président et secrétaire de la Société de médecine d'Angers, attestons que la copie ci-dessus est conforme au texte des procès-verbaux conservés dans les archives de ladite Société. En foi de quoi nous avons délivré la présente expédition à M. le docteur Négrier.

Angers, le 23 août 1839.

Le président de la société de médecine,
BIGOT, d. m. p.

Le secrétaire,
P. CASTONNET, d. m.
Vice-secrétaire.

Vu pour légalisation des signatures apposées ci-dessus de MM. Bigot, docteur-médecin, président de la Société de médecine d'Angers; et G. Castonnet, docteur-médecin secrétaire.

A l'hôtel-de-ville d'Angers, le 24 août 1839.

FARRAN, *maire.*

» Cullerier neveu, et Ollivier (d'Angers). Tous ces hommes, haut
» placés dans la science, me félicitèrent sur ce travail de dix années;
» plusieurs me firent des objections sur les faits nouveaux que je
» proclamais; M. Bérard aîné en exposa les corollaires dans une
» de ses leçons à l'École de médecine.

» Quoique je fusse encouragé à la publication de mon mémoire,
» je ne le fis pas alors, parce que j'étais effrayé des frais que devait
» occasionner la reproduction des nombreuses figures qui l'accom-
» pagnent. Le manuscrit resta chez M. le libraire Béchet jeune, qui
» le garda plusieurs mois pour le faire copier. M. Béchet le remit
» à M. le professeur Dubois, des mains duquel il est passé dans cel-
» les de mon compatriote et ami, le docteur Ollivier (d'Angers).
» Tous ces faits, monsieur, seraient certifiés, s'il était nécessaire,
» par ceux dont j'ai invoqué les noms. Je ne me plains pas d'avoir
» été prévenu dans la publication de ces faits importants par
» M. Gendrin. Je suis, au contraire, fort heureux que mes observa-
» tions et les conséquences que j'en ai déduites aient été aussi plei-
» nement confirmées par un auteur d'un nom connu dans la
» science.

» Je suis, etc. C. NÉGRIER,

» Angers, 5 octobre 1939. *Professeur d'accouchements à l'école de médecine d'Angers.*

A cette lettre, dans laquelle j'établissais d'une manière explicite mes droits à la priorité d'une découverte importante dans la science, M. Gendrin fit la réponse suivante, qui fut publié dans la *Gazette Médicale*, page 694, même volume.

Paris, ce 26 octobre 1839.

Monsieur,

J'ai lu, dans votre dernier numéro, une lettre de M. le docteur Négrier (d'Angers), qui réclame la priorité pour la théorie de la menstruation que j'ai établie, d'après des faits, dans le 2e volume de mon *Traité philosophique de médecine pratique.*

Jusqu'à ce que M. Négrier ait publié son mémoire, on ne pourra savoir si les résultats de ses recherches sont conformes à ceux que j'ai obtenus. Jusqu'à ce jour, on n'a point considéré comme un titre de priorité de consigner ses idées dans un mémoire manuscrit qu'on montre à ses amis.

Je n'ai jamais eu connaissance du travail de M. Négrier, et je ne suppose pas qu'il accuse ses amis d'infidélité.

Si cet honorable confrère a professé depuis 1830 à Angers, je puis lui assurer que je professe depuis long-temps à Paris. Il verra, s'il veut lire le chapitre de la menstruation dans mon livre, que j'ai établi la doctrine de la menstruation sur le travail organique qui s'accomplit dans l'ovaire d'après des observations de 1828.

Je ne manquerai, du reste, jamais d'invoquer le témoignage de mon confrère d'Angers, quand il aura montré, par la publication de son mémoire, qu'il a ajouté par ses propres observations à celles que j'ai faites de mon côté, d'autant plus qu'il a l'avantage de connaître mes résultats lorsque je n'ai pu connaître les siens.

J'ai l'honneur, etc. GENDRIN,

Médecin de l'hôpital de la Pitié.

Mon intention n'est point d'engager ici une polémique avec M. Gendrin, et je me contenterai de faire observer que si « jusqu'à ce jour, on n'a point considéré comme un titre de priorité, de consigner ses idées dans un mémoire manuscrit qu'on montre à ses amis, » M. Gendrin ne nie pas que l'exposé que j'ai fait de mes recherches à l'école d'Angers, dans des leçons où d'assez nombreux élèves se succèdent d'année en année, constitue un fait de publicité, et qui devient dès lors un titre fondé à la priorité que je revendique.

Quoi qu'il en soit, je soumets aujourd'hui au public

médical les pièces qui lui permettront d'être juge entre nous dans ce débat, et de décider si je ne serais pas fondé à renvoyer à M. Gendrin cette phrase qu'il m'adresse : « qu'il a eu l'avantage de connaître » mes résultats lorsque je n'ai pu connaître les siens. »

Je dois faire remarquer ici que si je n'ai pas indiqué la date de toutes mes observations, c'est que je n'en ai tenu note quelquefois que depuis l'époque où l'on m'a conseillé de le faire, c'est à dire quand je communiquai mon travail à la société de médecine d'Angers.

Mais c'en est assez sur cette question, dont la solution ne sera douteuse pour aucun de ceux qui liront mes observations avec quelque attention : ils apprécieront si *cinq faits* seulement ont pu suffire pour faire découvrir tous les phénomènes organiques qui sont décrits et exposés sous forme de corollaires, par M. Gendrin. Quant à moi, j'avoue bien sincèrement qu'il m'a fallu des exemples multipliés du même fait, et vérifiés un grand nombre de fois, avant que j'aie pu formuler les mêmes conclusions. Il est vrai qu'on a vu quelquefois la sagacité d'un observateur devancer les faits et prévoir leurs conséquences.

Je terminerai ces réflexions en citant ici les remarques faites par M. le docteur Valleix, dans son analyse critique de l'ouvrage de M. Gendrin : il connaissait mon travail quand il lut le *Traité* de cet auteur, et voici ce qu'il dit à cette occasion : « Tous les détails » que nous avons signalés dans l'ouvrage de M. Gen-» drin, relativement aux modifications des ovaires » pendant la menstruation, et à leur influence sur » cette dernière, se retrouvent dans le mémoire de » M. Négrier, mais exposés avec plus de soin : *c'est* » *au point qu'on croirait, au premier abord, qu'un de* » *ces deux travaux a été la source de l'autre. Il n'est* » *pas jusqu'à la description des ovaires après l'âge cri-* » *tique, qui n'offre de nombreux points de ressem-* » *blance.* » (*Archives générales de médecine*, t. VI, p. 260, an 1839, 3e et nouvelle série.)

Ce n'est pas sans un vif sentiment de satisfaction, que j'ai vu M. le docteur W. Jones, confirmer récemment par ses observations celles que je publie aujourd'hui. Comme moi, il a été conduit à cette opinion, que l'hémorrhagie menstruelle a sa cause occasionnelle dans un travail organique dont l'ovaire est le siège. Je regrette de n'avoir pu consulter son ouvrage et les planches qui y sont jointes ; mais je ne connais ce travail que par le court extrait qui en a été publié dans les *Archives Générales de médecine*. (N° de décembre 1839, page 486).

Livré exclusivement à la pratique de la médecine, et à l'enseignement, je n'ai point l'habitude d'écrire; aussi, je crains beaucoup d'avoir laissé souvent de l'obscurité dans l'exposé des faits, ou dans celui de mes opinions. Je réclame donc toute l'indulgence du lecteur sur ce point.

Afin de faciliter l'intelligence du texte, j'y ai joint un assez grand nombre de figures qui représentent fidèlement les objets que je décris. Mais le crayon du lithographe a été le plus souvent insuffisant, quoique tous ses dessins aient été copiés très exactement sur des figures peintes d'après nature, avec une rare perfection, par M. Lebiez. Il aurait fallu reproduire sur la lithographie les couleurs si vraies du pinceau de ce jeune artiste, mais alors le prix de l'ouvrage devenait trop élevé, et j'ai dû renoncer, à mon grand regret, à ce moyen si frappant de démonstration.

En exprimant ici tous mes remerciments à M. Lebiez, pour son habile coopération, je ne dois pas oublier de citer aussi les noms de mes confrères et collègues, MM. Mirault, Ad. Lachèse, Laroche et Bigot, qui m'ont secondé dans mes recherches, en me fournissant l'occasion de multiplier mes investigations. Je les prie d'agréer l'expression de ma sincère reconnaissance.

Angers, ce 12 janvier 1840.

NOTA. Au moment où je reçois cette épreuve (1), on m'apporte la *Gazette médicale* du 11 mars 1840, qui contient l'extrait d'un travail du docteur Paterson (2), que j'ai lu avec d'autant plus d'intérêt, que j'ai trouvé dans les recherches de cet observateur une nouvelle confirmation des miennes, quant aux faits dont je donne la description. Nous différons essentiellement d'ailleurs sur leur interprétation à plusieurs égards.

Comme moi, M. Paterson a constaté que la matière jaune est contenue entre les deux membranes de la vésicule, et non pas située en dehors de ces membra-

(1) Le retard que j'ai mis dans la publication de mon travail est uniquement résulté du temps qui a été employé à la lithographie des nombreuses figures que contient l'atlas ci-joint.

(2) Observations sur les cicatrices jaunes, *Corpora lutea*, de l'ovaire; extrait de l'*Edinburgh Journal*.

nes, ainsi que le prétend M. de Baer; il reconnaît aussi que cette production particulière ne peut être considérée comme une hypertrophie des membranes vésiculaires, ainsi que le pense le docteur Lée.

Mais je ne puis partager l'opinion de M. Paterson quand il distingue les cicatrices vésiculaires, en vraies et fausses : Toutes sont bien réellement des cicatrices, suites de la rupture d'une vésicule jaune complètement développée, qu'il y ait eu ou non fécondation de l'ovule qui en est sorti; et, si tous les débris de ces organes ne se ressemblent pas, c'est que la rupture des vésicules ne s'effectue pas d'une manière identique, que la quantité de sang qui s'écoule des vaisseaux brisés varie de quantité, et que les membranes si fragiles de la vésicule, en se déchirant quelquefois plus largement, favorisent la dissolution de la matière jaune dans le sang épanché, et sa disparition avec les dernières traces du caillot.

M. Paterson est encore, à mon sens, dans l'erreur lorsqu'il dit que le *corpus luteum* est surtout destiné à clore l'ouverture par laquelle l'ovule s'est échappé. Le *corpus luteum* n'est évidemment que le résultat du froncement des bords de la déchirure de la vésicule jaune, en un mot, il constitue la cicatrice qui réunit et confond dans un même point les bords des déchirures des enveloppes de la vésicule et de l'ovaire.

Je ne puis non plus être du sentiment de cet auteur à l'égard des inductions qu'il pense qu'on peut tirer de l'état de ces cicatrices, dans certains cas de médecine légale. La destruction des débris de la vésicule jaune, ne suit pas une marche assez constamment régulière, pour qu'on puisse apprécier avec certitude, d'après les traces qu'on observe, la durée du temps qui s'est écoulé depuis la rupture de la vésicule.

M. Paterson dit encore que chez les femmes mortes en couches, le *corpus luteum* est si mou qu'on peut l'entraîner avec la lame du scalpel. Je crois qu'ici M. Paterson a confondu une vésicule jaune ascendante (*Home*) décolorée, ainsi qu'il en existe presque toujours dans les ovaires des femmes mortes après l'accouchement, avec la matière jaune qu'il nomme *corpus luteum*, et qui se trouve adhérente à la cicatrice des membranes de l'ovaire; la matière jaune de la première peut être effectivement enlevée de l'ovaire avec assez de facilité, tandis qu'il ne peut en être ainsi de la seconde.

Angers, le 17 mars 1840.

RECHERCHES

ANATOMIQUES ET PHYSIOLOGIQUES

SUR LES OVAIRES

DANS L'ESPÈCE HUMAINE.

PREMIÈRE PARTIE

ANATOMIE.

CHAPITRE Ier.

DE LA STRUCTURE DES OVAIRES DEPUIS LA NAISSANCE JUSQU'A LA PUBERTÉ.

Les ovaires d'un enfant qui vient de naître sont fusiformes; ils ont de quatre à six lignes de longueur et une largeur de deux lignes. Leur membrane d'enveloppe est jaunâtre. La substance parenchymateuse est rose, pulpeuse, consistante cependant; elle paraît homogène. On rencontre parfois, au milieu de ce tissu, les granulations ou points miliaires que Haller et Cuvier n'ont signalés que vers la deuxième année (Pl. 1, fig. 1).

Pendant la première année de la vie, les ovaires se développent rapidement, ils sont pénétrés par un réseau vasculaire très apparent. La présence des granulations miliaires dont nous venons de parler, n'est plus un fait exceptionnel ; on en voit dans tous les ovaires qui ne sont pas restés à l'état rudimentaire.

Ces granulations ont une forme ronde, elles ont la grosseur d'une graine de pavot. Leur tissu est plus opaque que le parenchyme qui les environne, et auquel elles adhèrent intimement.

Les granulations sont entourées d'un cercle, ou zône blanchâtre. La matière qui forme ce cercle ne peut être séparée du parenchyme de l'ovaire. Cette zône, moins colorée que le tissu ambiant, constitue les rudiments de la loge qui renfermera la vésicule, et probablement aussi ceux des membranes de la vésicule elle-même qui doit se former en même temps (Pl. 1, fig. 2, 3).

Les ovaires croissent, surtout en épaisseur, pendant le cours de la deuxième année ; leur extrémité externe s'arrondit. La teinte de ces organes se modifie également par le sang qui pénètre plus abondamment leur tissu ; les granulations sont plus nombreuses ; on en compte huit ou dix dans chaque organe, mais elles n'offrent aucun changement, soit dans leur forme, soit dans leur coloration ou leur volume.

A partir de la troisième année jusqu'à la sixième, les ovaires augmentent de volume sans changer de forme. Il n'en est pas de même pour les organes particuliers qu'ils renferment; leur nombre n'augmente pas d'une manière remarquable, mais on observe qu'il s'est développé sur certaines granulations, un petit globule contenant une gouttelette de sérosité. Ce petit globule est collé sur la granulation dont la zône blanchâtre a sensiblement diminué. Ces globules vésiculeux (1) ont des parois épaisses relativement à leur volume, lequel ne dépasse guère la grosseur d'un grain de millet; on les écrase facilement sous la pression des doigts.

Dans les deux années qui suivent, c'est à dire de six à huit ans, de nombreux changements annoncent que la vie des ovaires est devenue plus active. On remarque d'abord que la forme de ces organes, qui jusque là avait été régulière, ne l'est plus autant; leurs surfaces présentent des ondulations, qui sont plus marquées vers le bord libre de l'ovaire que sur tout autre point.

(1) Ce sont les loges qui contiennent les vésicules de De Graaf.

Examinés à l'intérieur, ces organes offrent souvent dans leur parenchyme un nombre considérable de filaments déliés, d'une teinte un peu plus blanche que le tissu qui les contient. Ces filaments sont flexueux, mêlés, tomenteux; leur consistance est analogue à celle du tissu environnant. Le plus grand nombre de ces filaments se dirige du bord adhérent de l'ovaire, vers son bord libre, et obliquement de l'extrémité interne vers l'extrémité externe de l'organe (1). Le tissu parenchymateux est de couleur grise, transparent; il est fibro-gélatineux, d'une consistance solide (2). De nombreux rameaux sanguins le parcourent sans affecter de direction particulière. Les petits globules vésiculeux, qui n'avaient pas de disposition régulière, viennent alors se ranger en demi-cercle en suivant la direction du grand bord de l'ovaire; en peu de temps leur accroissement est remarquable, ils ont bientôt atteint une ligne et plus de diamètre. Ces globules sont formés d'une loge adhérente au parenchyme et d'une vésicule renfermée dans cette loge. Jusqu'à ce moment la mol-

(1) Le crayon n'a pas pu rendre les filaments dont je parle d'une manière naturelle; ils sont si peu apparents, qu'il eût fallu pour les distinguer, en exagérer la grosseur et la teinte.

(2) S. Alberti et Riolan disent que l'ovaire n'est qu'une grappe de vésicules. (Haller, *Elem. physiol.*, t. VII, p. II, lib. XXVIII, p. 114, Leyde, 1765, in-4°.)

lesse et l'opacité de la pulpe formant la zône n'avaient pas permis de distinguer les différentes tuniques de la loge et de la vésicule (1). Ce qui prouve que les membranes de la loge et de la vésicule sont formées aux dépens de la zône grisâtre qu'on voit autour de la granulation, c'est que cette zône disparaît au fur et à mesure que ces membranes deviennent plus distinctes. Développées à ce point, on voit que chaque loge contient une vésicule de même forme qu'elle, et à peu près de même diamètre, puisque la surface de la vésicule est en contact immédiat avec la tunique interne de la loge; il existe même quelques légères adhérences filamenteuses entre elles. Les vésicules sont remplies d'un liquide séreux incolore (2). Quelques filaments déliés du parenchyme ovarique contournent les loges, quelques uns semblent y aboutir.

A l'âge de huit ans, toutes les granulations ne sont pas pourvues d'une vésicule; on retrouve encore plusieurs granulations primitives qui n'ont encore qu'une zône, mais elles sont moins nombreuses que dans les ovaires des enfants plus jeunes; elles occupent encore le centre de l'organe ou le voisinage de son bord

(1) Vésicules de De Graaf.

(2) Humeur claire, quelquefois rougeâtre, que l'alcool et le feu coagulent (Haller, *Elem. physiol.* Loc. cit., p. 113).

adhérent, qui en est le siège assez constant avant l'apparition de la vésicule ; et si quelques unes s'en éloignent, elles sont plus volumineuses déjà, et commencent à se rapprocher de la circonférence de l'ovaire.

De huit à dix ans, l'état des ovaires change peu, à moins qu'ils n'appartiennent à un enfant doué d'une constitution très énergique. Dans les cas ordinaires, on n'y remarque qu'une légère augmentation du volume des vésicules ; les membranes qui les forment sont plus faciles à distinguer. On reconnaît à la vue simple qu'elles sont parcourues, ainsi que leurs loges, par un réseau de vaisseaux sanguins plus considérable. On peut extraire ces vésicules de leurs loges sans les briser, car les filaments celluleux intermédiaires se rompent aisément (1). (Pl. I, fig. 7.)

C'est à partir de l'âge de dix ans qu'on commence à distinguer les premières modifications dans la forme des vésicules. C'est ainsi qu'elles se manifestent : une ou deux des plus développées s'accroissent rapidement, en même temps que leurs parois s'épaississent, et perdent leur transparence. Bientôt leur amplitude cessant d'être en rapport avec la capacité de la loge qui ne s'accroît pas avec la même

(1) Haller dit le contraire. Drelincourt employait la coction des ovaires pour extraire les vésicules. (Haller, *loc. cit.* p. 112.)

promptitude, ces vésicules se froncent, et forment des bourses plissées, de consistance semi-pulpeuse. Ces bourses, véritables vésicules à parois épaissies et froncées, peuvent encore être extraites entières des loges, avec lesquelles, cependant, elles ont contracté des adhérences plus intimes.

Vers l'âge de douze ans, les vésicules froncées dont je viens de parler, prennent de la consistance; à la teinte rosée qu'elles avaient succède une coloration grise et quelquefois blanchâtre (1). On voit alors distinctement que les parois de ces *bourses grises* sont formées par une matière interposée entre deux membranes que leur ténuité, et surtout leur rapprochement parfait, n'avait pas permis de bien distinguer avant leur écartement par cette matière pulpeuse (2). Il est rare que les ovaires, à cet âge, contiennent à la fois plus de deux ou trois vésicules parvenues à ce degré de développement. (Pl. IV, fig. 4.)

Nous sommes arrivés à une époque de la vie de la

(1) Planche III, fig. 1.

(2) « La membrane des œufs, dit Haller (il ne les distinguait » pas des vésicules), est simple dans l'espèce humaine ; ce n'est » que par art qu'on peut les séparer en feuillets. J'ai cependant vu qu'on pouvait séparer la lame externe sans entamer » l'interne; ces membranes ont des vaisseaux qui leur viennent » de l'ovaire ». (*Loc. cit.*, p. 113.)

jeune fille à partir de laquelle le développement des organes génitaux jusqu'à la nubilité parfaite, est encore moins régulier, relativement à l'âge, qu'il ne l'est dans les années précédentes. En effet, on voit quelquefois les signes de la puberté apparaître sur des enfants de douze ans, quand ils sont à peine sensibles sur des sujets de vingt, et même, dans certaines localités, chez toutes les filles de cet âge. Chez les jeunes filles précoces, les ovaires sont épais, mamelonnés; ils contiennent de nombreuses vésicules et des bourses grises; ils offrent les caractères d'un développement à peu près complet, tandis que les organes des sujets faibles sont minces, chétifs, et ne présentent aucun vestige d'un travail vésiculaire avancé; ce ne sont donc pas les organes caractéristiques d'un âge fixe et bien déterminé que nous allons décrire, mais ceux de l'époque qui précède immédiatement celle de l'établissement de la menstruation.

Les ovaires ont le plus généralement alors un pouce de longueur; ils sont plus globuleux qu'aux âges précédents. Les ondulations de leurs surfaces se creusent en véritables sillons, qui donnent à l'organe un aspect mamelonné. Quelques points des enveloppes sont amincis, demi-transparents, de couleur rougeâtre, teinte provenant d'un lacis de petits vaisseaux sanguins sous-jacents à leur membrane fibro-séreuse. Pour donner une idée de l'intérieur de ces ovaires, j'ai fait choix des organes d'une fille de dix-neuf ans, morte rapidement d'une péricardite aiguë. Elle n'avait point encore été réglée, mais elle avait éprouvé plusieurs fois les signes précurseurs de la menstruation, et ceux qui accompagnent l'accomplissement de cette fonction.

PREMIER FAIT.

L'utérus est peu développé, il n'a que vingt-deux lignes de longueur, sur un diamètre de seize lignes. Le col utérin est encore plus long que le corps de l'organe. Les ovaires sont petits, oblongs et minces ; ils ont un pouce d'une extrémité à l'autre; leur teinte est d'un gris jaunâtre, et leurs surfaces n'offrent que de très légères ondulations, à l'exception de la face antérieure de l'ovaire droit, qui porte à son centre une seule cicatrice déprimée.

Ce même ovaire droit, fendu avec précaution en deux parties, laisse voir dans son parenchyme plusieurs noyaux floconneux gris, fermes, mamelonnés à leur surface, contenus chacun dans une loge membraneuse, creusée dans le tissu propre de l'ovaire. Le corps contenu dans chaque loge a des adhérences filamenteuses avec cette dernière. Parmi ces flocons gris, véritables vésicules grises à parois froncées, il s'en trouve un de couleur jaune pâle. Il est un peu plus volumineux que les autres; sa longueur est de deux lignes et demie :

au reste, sa forme et ses rapports avec la loge qui le contient, sont semblables à ceux des autres vésicules froncées. A l'intérieur, ce nouveau corps n'est pas jaune comme sa superficie ; il est gris, mou et humide. On a pu déplisser cette cavité sans briser le feuillet très mince qui la tapisse. Les autres vésicules, à l'état de bourses grises, n'ont pas de traces d'organisation aussi avancée; leur centre est encore muqueux, et, si on cherche à les déplisser, leurs parois s'écrasent aussitôt. Il existe encore dans l'ovaire droit cinq ou six vésicules très petites, ne contenant qu'un peu de sérosité; elles avoisinent le grand bord de l'organe.

L'extérieur de l'ovaire gauche n'offre rien de remarquable. A l'intérieur, on voit deux flocons vésiculeux grisâtres, contenus dans leur loge; la portion centrale de ces flocons est froncée, pulpeuse, et sans organisation apparente. Cet ovaire présente de plus quelques vésicules à l'état primitif (1), et des granulations qui ne sont pas encore pourvues d'une vésicule: les unes et les autres sont en petit nombre.

Je ferai d'abord remarquer que le travail vésiculaire

(1) J'indique, par ces expressions, le premier développement des parois de la vésicule, et non pas le germe que l'on dit être aussi porté sur une vésicule.

n'était pas également avancé dans ces deux ovaires ; il en est constamment ainsi, à quelque époque et dans quelque circonstance que ce soit de la vie de la femme : on en trouvera la preuve dans la suite de ce mémoire.

En second lieu, je constate qu'au voisinage des vésicules à l'état de bourses grises, transformation qui caractérise les ovaires des enfants de douze ans, il en est une plus volumineuse, d'une coloration différente, plus consistante, et qui cependant conserve les formes des bourses grises. On verra plus tard que cette vésicule était arrivée au premier degré de la teinte qui, prenant dans la suite une intensité plus marquée, a fait donner le nom de *corps jaunes* aux vésicules arrivées à cette période. Enfin, on n'a vu dans l'ovaire qui portait la cicatrice, aucun organe vésiculaire important ayant conservé quelque rapport avec cette cicatrice.

Je rappellerai ici en quelques mots les particularités que présente la matrice pendant les diverses périodes que nous venons de parcourir.

A la naissance, l'utérus a le plus souvent un pouce de longueur (1); le corps de cet organe est moins long et moins gros que le col (2). L'orifice externe de ce dernier est irrégulièrement froncé.

(1) Rœderer la porte à 14 lignes.

(2) « Le col de la matrice dans le fœtus est en proportion

La matrice se développe très lentement dans la première enfance (1); son col et surtout les lèvres de son orifice, semblent plutôt diminuer. Ce dernier change de forme; c'est alors une fente transversale dont les lèvres sont régulières et lisses.

Jusqu'à la nubilité, le corps et le col de la matrice restent de même longueur, mais le corps prend plus de diamètre; ses faces se bombent. Le parenchyme de l'utérus est serré, compacte, peu de sang le pénètre encore. Cet organe ne sécrète aucune matière, si ce n'est un peu de mucosités qu'on rencontre dans la cavité de son col (2).

RÉSUMÉ DES FAITS EXPOSÉS DANS CE CHAPITRE.

Le parenchyme des ovaires d'un enfant qui vient de naître, paraît homogène. Dès la première année, on y voit apparaître des granulations miliaires dont le nombre n'a rien de constant (3). Un peu plus tard, à

» du corps, non seulement plus long mais plus gros ». (HALLER, *Loc. cit.*)

(1) « La matrice ne prend presque aucun développement depuis la naissance jusqu'à la puberté ». (DUGÈS, *Obstétrique*.)

(2) Au temps de la nubilité, l'utérus prend dans l'espace d'un an, des dimensions doubles; le corps surtout de l'organe augmente dans toutes ses dimensions. (DUGÈS, *Obstétrique*).

(3) Haller les appelle œufs, il dit « que certains auteurs en

ces granulations, entourées d'abord d'une zône opaque, on trouve accollé un petit globule vésiculeux, dont les parois paraissent formées par cette zône. Ce globule ou loge contient une vésicule formée de deux membranes concentriques et contiguës. Vers dix ou douze ans, quelques vésicules s'accroissent; leurs membranes cessent d'être transparentes, par l'interposition d'une matière grise pulpeuse (1) qui se répand entre elles (2). En même temps, les vésicules augmentent plus rapidement de volume que leurs loges ne s'aggrandissent; elles se froncent et forment de petites bourses comprimées. La pulpe grise de ces vésicules passe graduellement à la couleur jaune (3). C'est

» ont compté jusqu'à cinquante, quelquefois il n'en a rencontré que deux à six. » (*Loc. cit.*, p. 112.)

(1) Cette matière ressemble à une légère colle d'amidon.

(2) Aucun des dessins n'a rendu distinctement ces deux feuillets vésiculaires : il eût fallu en présenter une figure idéale, d'autant plus que ces membranes sont froncées; j'ai préféré me borner à les décrire.

(3) Vésicules jaunes ascendantes de Vallisnieri, de Home.

Haller considère tous les corps jaunes comme des débris de vésicules; il suppose qu'il y a toujours eu conception, et que si on n'en trouve pas le produit, c'est qu'il a été résorbé après son avortement (*loc. cit.*, tome VIII, p. 36.) Il n'a point observé les bourses grises, et dit à tort, qu'on ne trouve pas de corps jaune dans les ovaires avant la conception (*loc. cit.*, même vol., p 33). Mes observations infirment, comme on le voit, ces diverses opinions de Haller.

alors que les premiers signes de la puberté se manifestent chez la jeune fille.

Les vésicules sont adhérentes à leurs loges par des filets celluleux, qui sont d'autant plus solides et plus nombreux que le développement de ces organes est plus avancé, de sorte qu'il est plus difficile d'extraire de sa loge une bourse grise qu'une vésicule transparente, et qu'il est impossible d'en enlever une vésicule jaune sans la briser.

Pendant l'enfance, les vésicules occupent dans l'ovaire un siége différent, selon leur degré de développement; ainsi, elles apparaissent d'abord au centre ou vers le bord adhérent de l'organe; puis elles s'approchent de plus en plus de sa circonférence; et lorsqu'elles passent à la coloration jaune, elles touchent les enveloppes propres de l'ovaire : celles-ci n'offrent alors aucune apparence de cicatrices à leur surface.

Quant à la matrice, son état est resté, pour ainsi dire, stationnaire pendant toute cette période, et son développement n'est nullement en rapport avec celui des ovaires.

CHAPITRE II.

ÉTAT ANATOMIQUE DES OVAIRES PENDANT LA PERIODE DE LA FÉCONDITÉ CHEZ LA FEMME.

Les faits exposés dans le chapitre précédent ont fait connaître les évolutions que subissent les vésicules ovariques depuis la première enfance jusqu'à la nubilité exclusivement ; ils ont montré en même temps l'inactivité complète de l'utérus pendant cette période ; nous allons chercher maintenant à suivre la marche du travail ovarique à l'époque de la puberté, et pendant tout le temps de la fécondité des femmes, et à reconnaître quels peuvent être les rapports de ce travail avec les nouvelles fonctions de la matrice, la menstruation et la gestation.

A la puberté, lorsque la menstruation est régulièrement établie, les ovaires ont généralement de quinze à dix-huit lignes de longueur sur un pouce de largeur. Leur couleur est d'un gris jaunâtre ; ils sont plus globuleux que dans l'enfance, surtout vers leur extrémité externe. Les faces de ces organes sont ondulées, et portent toujours quelques cicatrices résultant des déchirures circonscrites dont leurs enveloppes ont été le siège. La forme de ces cicatrices varie : les unes sont linéaires, d'autres sont triangulaires, et il y en a souvent de rayonnées. De même que les cicatrices des autres tissus, celles des enveloppes ovariques sont rouges quand elles sont récentes, brunes après quelques mios; puis, à une époque plus ancienne, elles forment, par leur rétraction, de profonds sillons. Aussi, quand ces cicatrices occupent le bord libre de l'ovaire, il en résulte souvent des échancrures profondes (Pl. VI, fig. 2, lettre B). Quelquefois les bords de la rupture dont chaque cicatrice est un résultat, ne se réunissent pas complètement; il reste alors une petite ouverture qui communique dans la cavité de la locule déchirée. Dans l'état normal, le pavillon des trompes n'adhère pas à l'ovaire, si ce n'est dans quelques cas assez rares, et c'est ordinairement par l'extrémité d'une des franges de sa circonférence.

L'observation suivante donnera une idée exacte de l'état des ovaires chez le plus grand nombre des femmes nubiles, régulièrement menstruées.

DEUXIÈME FAIT.

Julie Th..., fille publique âgée de vingt ans, réglée à quatorze ans, succomba au vingtième jour d'une méningite; la dernière époque menstruelle datait de quarante jours.

Premier ovaire. — Ses deux faces portent des cicatrices, dont deux sont récentes. L'intérieur de cet organe présente : 1° un petit corps oblong, froncé, de couleur jaune pâle, ayant le volume d'un pépin de raisin. Ce corps est formé par une bourse ou vésicule plissée ; on a pu l'extraire en entier de sa loge, ses adhérences étant peu résistantes ; 2° il existait non loin de cette excavation, en suivant le grand bord de l'ovaire, plusieurs vésicules *primaires :* je les nomme ainsi parce qu'elles avaient encore des parois transparentes ; 3° plusieurs taches noires, dont la circonférence est diffuse ; 4° enfin, on y voyait encore une cavité de trois lignes de diamètre, tapissée par une membrane fine, renfermant un caillot de sang noir et solide ; un des points de la circonférence de cette cavité se confondait avec le tissu de la cicatrice la plus récente.

Deuxième ovaire (Pl. III, fig. 5). — Sa surface offre un plus grand nombre de cicatrices que celle du premier ; aucune n'est très récente.

Dans le parenchyme, on remarque, près de l'extrémité externe de l'ovaire, une vésicule jaune de la grosseur du bout du petit doigt. Sa surface est mamelonnée, ce qui la fait ressembler à une framboise jaune : de même que toutes les vésicules que nous avons observées jusqu'à ce moment, elle est contenue dans une loge membraneuse. La matière jaune est très abondante ; elle est renfermée, comme la pulpe des vésicules grises, entre deux feuillets membraneux transparents; des filets celluleux s'étendent de l'un à l'autre, en traversant la matière jaune contenue dans leur intervalle. Le feuillet ou enveloppe extérieure s'enfonce dans toutes les enfractuosités de cette surface ; le feuillet interne tapisse la cavité de la vésicule, dont les parois sont exactement rapprochées : c'est à peine si on distingue un peu d'humidité dans cette cavité, qu'il est possible de dilater un peu avec le bouton d'un stylet. La matière jaune a l'aspect velouté; elle est onctueuse au toucher, et s'écrase en donnant aux doigts la sensation que produit dans le même cas la pulpe cérébrale.

La fille J... est morte le vingtième jour de sa maladie et le quarantième après la dernière hémorrhagie menstruelle. En admettant, ce que tout porte à croire, que les fonctions des ovaires se sont continuées jusqu'à l'apparition des premiers symptômes de la maladie à laquelle elle a succombé, l'état de ces organes nous représente celui des ovaires d'une femme arrivée un peu au delà de la moitié de l'intervalle qui sépare deux époques menstruelles.

Dans ces ovaires, comme dans ceux des filles impubères, nous avons trouvé des granulations, des vésicules primaires, des vésicules ou bourses grises ; mais ils contenaient, en outre, une vésicule jaune beaucoup plus considérable que toutes celles que nous avons vues jusqu'ici ; et, ce qui ne se rencontre jamais dans les ovaires des filles qui ne sont point encore nubiles, une loge membraneuse, remplie d'un caillot sanguin, et dont les parois offraient des traces de rupture. En outre, la plus récente des cicatrices extérieures, qui se confondait avec les parois de cette loge membraneuse, la consistance du caillot sanguin qui s'y trouvait, sa coloration foncée, sont autant de caractères qui démontraient que j'avais sous les yeux les conséquences d'un travail organique effectué depuis un certain temps, en un mot, les traces d'un organe détruit. Devait-on considérer autrement le corps vésiculaire jaune? Assurément oui. Sa turgescence, sa coloration et l'injection du tissu environnant étaient autant de caractères appartenant à un organe dans l'état de *progression* ou d'*ascension*, suivant l'expression de Home. C'est d'ailleurs ce que nous allons examiner maintenant.

Ainsi, la succession des évolutions vésiculaires n'a point été interrompue par la puberté ; loin de là, ces organes se sont perfectionnés de plus en plus.

Toutefois, la vésicule jaune, telle que nous l'avons vue dans l'observation précédente, n'a point encore atteint tout son développement ; il lui reste une dernière évolution à subir pour remplir les fonctions qui lui sont réservées. On va voir un exemple de cette nouvelle transformation dans l'observation suivante.

TROISIÈME FAIT.

Cécile... Vingt-deux ans, taille moyenne, tempérament sanguin. Les menstrues ont paru avec régularité depuis l'âge de quinze ans. Elle fut atteinte brusquement, le 10 septembre 1832, d'une scarlatine avec engine croupale. Ses règles parurent le lendemain. C'était à leur époque ordinaire. L'écoulement menstruel n'eut lieu abondamment qu'un seul jour. Cécile mourut le 13 au matin.

La veille de l'invasion d'une maladie si promptement mortelle, cette jeune fille avait été exposée pendant une nuit aux emportements luxurieux d'un jeune homme. Cécile a dit qu'elle n'avait pas succombé. Le fait est peu probable, elle n'était pas vierge, et ne portait aucune trace de violences extérieures. Il n'existait sur l'abdomen, les cuisses et les seins aucun indice de grossesse antérieure.

Autopsie huit heures après la mort. (Nous ferons abstraction de tout ce qui n'est pas relatif à l'objet de ce mémoire.) Tous les organes génitaux sont fortement injectés. La matrice est d'un tiers plus volumineuse que dans l'état ordinaire de vacuité; ses faces sont les parties les plus imprégnées de sang. Le péritoine utérin ne porte aucune trace d'inflammation, les lèvres de la matrice sont gonflées, son orifice est entr'ouvert, et on en voit sortir l'extrémité d'un caillot sanguin assez mince. Ce caillot remplit la cavité utérine, et se bifurque à sa partie supérieure pour s'engager dans l'infundibulum, auquel aboutit le conduit de chaque trompe. La matrice contient, en outre, une couche mince de matière molle, demi-transparente, non organisée qui en tapisse tous les points. L'orifice interne du col était le point le plus injecté. Les trompes sont d'un rouge violet, surtout au pavillon, qui conserve un reflet velouté; toutes les deux sont flottantes.

Les ovaires sont gros; le droit est d'un blanc mat, ses faces portent sept cicatrices distinctes, dont quelques unes sont rayonnées; les deux plus apparentes ont une teinte brune. Cet organe contient plusieurs bourses grises, ou jaune-paille; quelques unes commencent à se mamelonner à leur surface; on voit aussi quelques vésicules primaires et des granulations.

L'ovaire gauche participe à l'injection générale; il est d'une teinte uniformément rose; sa face antérieure est surmontée à son centre d'une tumeur du volume d'une grosse olive (1). Les enveloppes de la tumeur sont minces, surtout à son sommet, sans trace de rupture (2). Elles laissent apercevoir au travers de leur tissu, la couleur sanguinolente du liquide qu'elles renferment. L'autre face de l'ovaire présente cinq cicatrices qui n'ont rien de remarquable.

Après avoir fendu cet ovaire et la tumeur qu'il portait, dans le plus grand diamètre de l'un et de l'autre, il s'est écoulé de la dernière un liquide rougeâtre, équiva-

(1) Haller n'a jamais vu les ovaires de la femme immédiatement avant la conception. Il n'a parlé que de ceux des femmes fécondées depuis six semaines. Il pense que sur les brebis, le volume du corps jaune, après la fécondation, acquiert la moitié du volume de l'ovaire. Il est à regretter que cet illustre physiologiste n'ait pas fait de recherches sur les ovaires des animaux en rut, et n'ayant point encore souffert l'approche du mâle.

(2) Haller n'a point observé de vésicule sans une déchirure, si ce n'est sur une chienne, quatre jours après les approches du mâle; cette vésicule ne ressemblait pas à un corps jaune. Il doute pour cela, dit-il, qu'il y ait eu fécondation. (*Loc. cit.*, p. 31 et 32.)

Cet auteur appelle corps jaunes, les restes de la vésicule après sa rupture. C'est encore l'opinion généralement admise aujourd'hui.

Carus adopte l'opinion de Haller : « lorsque la vésicule s'ouvre par déhiscence, dit-il, *ce qui n'a jamais lieu ici qu'à la suite de la fécondation*, elle tombe, elle est d'une petitesse extrême encore, etc ».

lant à une demi cuillerée à café, et les enveloppes de la tumeur se sont affaissées. Le fond de la cavité de cette tumeur, c'est à dire toute la partie excavée dans le parenchyme de l'ovaire, est tapissée par une matière pulpeuse d'une belle couleur jaune-orange. Cette matière, d'un aspect velouté, est recouverte d'une pellicule extrêmement mince et transparente, s'enfonçant régulièrement dans la pulpe, de manière à former des sillons concentriques. Chacun de ces sillons était traversé à des distances égales et très rapprochées par d'autres petits sillons moins profonds que les premiers. La profondeur des uns et des autres était d'autant plus marquée qu'on les observait plus près du centre de la cavité. On pouvait écarter ces sillons, sans les rompre, avec l'extrémité d'un stylet, ce qui porte à croire que les circonvolutions qu'ils formaient étaient tenues écartées par le liquide interposé, lorsque la tumeur était entière (1).

J'ai dit que le sommet de la tumeur, avant sa rupture, était saillant et mince. Cette partie des enveloppes se composait de plusieurs feuillets superposés, dont le plus interne faisait suite à la membrane qui recouvrait la matière jaune.

(1) On voit que cette description diffère beaucoup de celle de Malpighi, qui nomme ces vésicules : *corpus glandulosum seu luteum*.

Au centre des circonvolutions jaunes, et dans les enfractuosités les plus profondes des sillons, il existait un petit corps floconneux, gris, transparent, semblable à du mucus épaissi; je ne l'aperçus pas d'abord; ce n'est qu'en examinant ces objets pour la seconde fois, après les avoir retirés de l'alcool où ils avaient été mis pendant quelques heures, que je le distinguai parfaitement. Alors il était de la grosseur d'un grain de petit plomb. Il adhérait à la membrane qui revêt la matière jaune, par un seul filet très délié, ayant à peu près deux lignes de longueur. Ce petit corps paraissait formé de mucosités concrètes. Sa forme était ovoïde. Tout le parenchyme de l'ovaire était fortement injecté; la zône qui entourait la tumeur l'était plus encore que les autres points (1). (Fig. 6, pl. III.)

Il est fort rare de rencontrer une vésicule jaune à cet état complet de perfection, parce qu'il faut que, dans un temps donné, et très court, la mort frappe brusquement l'individu, et qu'elle soit déterminée par une cause qui n'ait pas eu d'action sur les ovaires. Suivant Dugès, plusieurs auteurs ont observé le même

(1) Je conserve cette pièce; les couleurs de ses diverses parties ont été détruites par leur immersion dans l'alcool. Le dessin qui représente l'intérieur de l'ovaire, n'ayant pas été terminé, il n'est fidèle que pour les formes, sauf celles du petit corps flottant et transparent qui n'est qu'indiqué.

phénomène sur des ovaires dans un état analogue (1).

Je crois superflu de chercher à démontrer que la tumeur indiquée est bien une vésicule; car, malgré les changements qui s'y sont opérés, on y retrouve néanmoins les principaux caractères des vésicules jaunes, et on voit qu'il n'a fallu, pour lui donner cette nouvelle forme, que l'accumulation d'un liquide dans sa cavité que, jusqu'ici, nous avions toujours vue effacée par le rapprochement de ses parois froncées.

Je n'exposerai pas ici toutes les considérations auxquelles peut donner lieu l'examen des ovaires de la fille Cécile, j'y serai nécessairement ramené lorsque je traiterai de la physiologie de ces organes. Je me bornerai aux remarques suivantes. Tant que la cavité de la vésicule est restée affaissée, la congestion des parties voisines ne s'est pas étendue dans le parenchyme de l'ovaire au delà d'une zône de quelques lignes ; au contraire, cette congestion avait envahi la presque totalité de cet organe, et l'injection s'étendait à presque tout l'appareil génital, quand la vésicule est arrivée à son plus grand développement, et, en outre, les règles coulaient depuis deux jours; elles étaient apparues à leur époque

(1) Home, Bauer, Plaage. Telle était aussi la vésicule observée par Haller (Voir une des notes précédentes).

normale. Faisons observer aussi que l'ovaire opposé était le seul organe qui ne participât pas à la congestion : plus tard, nous rapprocherons ce fait d'un semblable, consigné dans les observations subséquentes.

Je viens de faire connaître l'état de la vésicule jaune sur le point de se déchirer ; tâchons maintenant de découvrir ce qui se passe dans cet organe nouveau à l'instant de cette rupture, et dans les jours qui suivent ce complément de ses fonctions.

QUATRIÈME FAIT (1).

Fille de vingt-trois ans, grande et forte. Elle a été abondamment et régulièrement menstruée depuis l'âge de dix-sept ans. Elle n'était pas vierge, et n'avait pas conçu. Cette fille a succombé au cinquième jour d'une double pneumonie ; ses règles étaient passées depuis huit jours ; elles étaient apparues à leur époque ordinaire.

Autopsie.

La matrice (Pl. II) est volumineuse ; elle a trois pouces moins un quart de longueur sur vingt-deux lignes de largeur. Les ovaires sont aussi très développés, ils ont seize lignes dans leur plus grand diamètre, et

(1) Cette observation m'a été communiquée par le docteur Bigot (1832.)

un pouce dans le plus petit. La teinte générale de ces organes est d'un rouge brunâtre. On remarque sur leurs surfaces quelques cicatrices et des taches noires. Les ligaments larges et les trompes sont également injectées; les pavillons frangés de ces dernières sont libres d'adhérences.

Ovaire gauche (Pl. III, fig. 3).

Sa face antérieure, près de son extrémité interne, présente un renflement ou petite tumeur de couleur rouge-violet, au centre de laquelle on voit la trace d'une petite déchirure dont le pourtour est ecchymosé (1). La plaie est agglutinée depuis fort peu de temps.

L'intérieur de cet ovaire, vis-à-vis la cicatrice dont on vient de parler, offre une cavité à peu près ronde ayant huit lignes de diamètre, entièrement remplie par un caillot sanguin, noir et solide (2). Après avoir vidé et lavé cette cavité, on reconnut qu'elle était tapissée en grande partie par une couche de matière jaune ayant

(1) Haller, dit que tous les corps jaunes sont surmontés de traces d'une petite déchirure, de teinte noirâtre. Béclard s'élève contre cette assertion; selon lui, cette rupture n'existe que sur les vésicules brisées, et sert à les différencier des vésicules dont le développement s'effectue.

(2) Derrière la déchirure des corps jaunes, Haller a vu souvent du sang épanché et noir.

une ligne d'épaisseur. Cette substance était molle; elle présentait quelques ondulations (1). Il a été possible d'en détacher quelques lambeaux qui sont restés lisses sur leurs deux faces; le point d'où ils ont été séparés m'a paru également recouvert d'un feuillet membraneux. L'injection du parenchyme de l'ovaire, qui est très prononcée autour de la loge du caillot, va en diminuant à mesure qu'on l'observe dans les points plus éloignés du caillot. Il existe encore dans cet ovaire quelques taches d'un gris ardoisé, des points entièrement noirs, une tache d'un rouge brun, et quelques vésicules primaires.

Ovaire droit (Pl. III, fig. 4).

Le centre de la face postérieure de cet organe offre une longue tache noire ayant aussi dans son centre les vestiges d'une déchirure cicatrisée; en incisant l'ovaire sur la cicatrice même, on voit que celle-ci est en rapport direct avec une large tache noire irrégulière, à circonférence diffuse, formée par les restes d'un caillot sanguin dont l'absorption a modifié l'aspect. Il n'existe pas ici, entre le caillot et le parenchyme de l'ovaire, de véritable couche jaune; mais on reconnaît encore cette couleur mêlée à la teinte décroissante du caillot.

(1) Dans la brebis, cette membrane se couvre de bourgeons charnus qui comblent promptement la cavité vésiculaire. (HALLER, *Elem. Physiol.*, t. VIII, p. 33).

Cet ovaire, comme le premier, contient, en outre, plusieurs taches noires, et de plus, deux petites vésicules froncées, de couleur jaune pâle, placées près du grand bord de l'ovaire.

L'observation qui va suivre, tout en offrant un exemple des suites ordinaires de la rupture récente d'une vésicule, nous permettra d'étudier la marche que suit la nature pour arriver à la destruction des détritus véculaires.

CINQUIÈME FAIT.

Fille de vingt ans qui n'était pas vierge, mais qui n'avait pas été mère. Sa mort a été causée par une affection aiguë étrangère aux organes génitaux. Ses règles étaient parues à l'époque ordinaire, dix jours avant la mort, qui eut lieu le 24 juin 1833.

Autopsie.

Matrice et ovaires d'un volume ordinaire. L'orifice du col utérin et la moitié droite de la matrice, sont fortement injectés. La coloration augmente d'intensité à mesure qu'on s'approche de l'orifice de la trompe; l'autre moitié de l'organe ne participe pas à cette injection.

L'ovaire du côté congestionné (Pl. III, fig. 7) est plus gros que l'autre. Sa face antérieure offre trois cicatrices, dont une est rouge et récente; l'autre face porte une cicatrice rayonnée ancienne. On voit à l'intérieur de l'ovaire, vis-à-vis la cicatrice récente, un caillot sanguin, ovalaire, de la grosseur d'une fève, contenu dans une loge qui est enduite d'une couche de matière pulpeuse très noire. Le caillot est flottant dans la loge, ce qui provient de ce qu'un peu de sérosité rougeâtre est répandue à son pourtour. L'un des points de la loge se confond avec la cicatrice. On voit très distinctement que cette loge a été déchirée. Après avoir enlevé le sang des deux moitiés de la loge, et les avoir lavées, on y trouve de très minces lambeaux d'une couche de matière jaune, qu'on reconnaît encore facilement, quoiqu'elle soit fortement imprégnée de sang. On voit tout à côté de la loge qui contient le caillot, une vésicule jaune plissée, encore peu développée, et vers l'extrémité interne de l'ovaire, une tache très noire, sans enveloppe, en contact immédiat avec la membrane de l'ovaire qui présente une cicatrice au même point.

L'ovaire gauche n'offre que des vésicules peu développées ou des cicatrices déjà anciennes; nous n'en parlerons pas sous ce rapport, mais nous ferons observer qu'il présentait, ainsi que le côté de la matrice qui lui correspondait, un état de pâleur qui contrastait d'une manière remarquable avec l'autre côté; ce fait a déjà été remarqué sur les organes de la fille Cécile.

Ces deux observations suffisent pour bien montrer l'état des organes ovariques chez les filles mortes dans les dix jours qui suivent l'époque menstruelle. Les suites de la rupture vésiculaire ne sont cependant pas toujours semblables; mais comme les anomalies qu'elles offrent sont assez rares, nous ne traiterons de ces dernières que lorsque nous étudierons les changements que présentent les débris vésiculaires de toutes sortes, après la cessation de la fonction ovarique.

Je vais résumer ici les diverses particularités signalées dans les observations que contient ce chapitre.

Résumé des faits qui précèdent.

Il conduisent à expliquer ainsi les changements qui se sont opérés dans les ovaires : un afflux d'un liquide transparent a lieu dans la cavité de la vésicule : ce liquide, par son accumulation, déprime la matière jaune, distend, amincit cette dernière vers le point qui présente le moins de résistance : c'est celui qui répond aux enveloppes ovariques. Ces dernières sont enfin soulevées, distendues, et rompues avec la vésicule.

La rupture de la tumeur se fait au point le plus saillant, qui est aussi le moins résistant (Pl. II, lettre A, ovaire droit). Après huit à dix jours, cette rupture paraît déjà cicatrisée complètement, au moins à l'extérieur, et dans toute l'épaisseur de l'enveloppe péritonéale.

La rupture de la tumeur vésiculaire est suivie d'un affaissement subit de ses parois, qui met en contact avec eux-mêmee les bords de la déchirure. L'agglutination, au moins celle de la lame péritonéale, s'effectue rapidement. On sait d'ailleurs combien l'adhésion des membranes séreuses avec elles-mêmes est prompte, quand elles sont le siège d'une inflammation. L'agglutination presque immédiate des bords de la déchirure s'oppose à l'épanchement, au dehors de l'ovaire, du sang provenant de la déchirure des vaisseaux vésiculaires, elle détermine son accumulation dans la cavité même de la vésicule, où on le trouve sous forme de caillot; ce qui prouve que les choses se passent ainsi, c'est que si la cicatrice ne s'effectue pas, on retrouve la cavité vésiculaire vide, communiquant avec le péritoine au moyen d'un petit canal par lequel le sang s'est échappé; nous présenterons des exemples de ce fait.

Le volume du caillot sanguin est extrêmement variable, puisqu'il dépend du nombre et du calibre des vaisseaux rompus. Ainsi, sous ce rapport, il est peu propre à faire apprécier l'époque de sa formation; mais il est d'autres signes qui peuvent la faire présumer; telles sont la dissolution des couches extérieures du caillot, la destruction plus ou moins avancée des parois jaunes de la vésicule, la pénétration plus ou moins étendue de la partie colorante du sang dans le tissu ambiant; enfin, le plus important peut-être, la teinte de la cicatrice vue en dedans de la vésicule. Cette cicatrice conserve plus longtemps de ce côté la couleur rose qui est propre à une agglutination récente. La réunion de ce côté est aussi plus tardive à s'opérer, et souvent elle n'est pas achevée après huit ou dix jours (1). Terminons en faisant observer que le travail vésiculaire, qui laisse ainsi des traces si remarquables, coïncide avec l'époque où la jeune fille passe à l'état de nubilité, et que c'est avec le liquide nouveau qui s'accumule et distend la vésicule, que l'ovule apparaît dans cette dernière (2). C'est au moins ce que j'ai cru reconnaître.

(1) La plupart de ces faits m'ont été démontrés par des observations que je n'ai pas voulu rapporter ici, dans la crainte de donner trop d'étendue à ce mémoire, et pour éviter de nombreuses répétitions.

(2) Peut-être l'ovule y existait-il avant ce temps? la chose est possible, mais mes recherches, faites sans le secours du microscope, ne me l'ont pas fait reconnaître.

CHAPITRE III.

ETAT ANATOMIQUE DES OVAIRES PENDANT LA GESTATION ET L'ALLAITEMENT.

Jusqu'à ce moment, je n'ai étudié le travail vésiculaire qu'à l'état d'isolement, c'est à dire hors de l'influence de la gestation et de l'allaitement. Je vais maintenant l'observer pendant la durée de ces fonctions, et rechercher si leur action n'y apporte pas de modifications capables de faire apprécier le genre et le degré de cette influence.

ARTICLE PREMIER.

Etat des ovaires pendant la grossesse.

Dès le début, je dois signaler une lacune que, malgré tous mes efforts, je n'ai pu faire disparaître; c'est que je n'ai pas eu l'occasion d'examiner les ovaires de femmes imprégnées depuis peu de temps, non plus que ceux de femmes qui, dans l'état de grossesse, ont été réglées pendant les premiers mois de cette fonction. L'examen des ovaires dans ces deux périodes de la vie de la femme, eût rendu mes recherches plus complètes.

SIXIÈME ET SEPTIÈME FAITS.

Je n'ai rencontré que deux cas particuliers pour constater l'état des ovaires pendant la gestation; dans l'un, la femme était arrivée au cinquième mois de sa grossesse; dans l'autre, elle était morte vers le septième mois.

Je n'ai fait dessiner qu'un seul ovaire de la femme qui n'était parvenue qu'au cinquième mois de la gestation, parceque les deux organes se ressemblaient entièrement. C'est l'ovaire droit (Pl. III, fig. 2). Il contenait une bourse grise, indiquée dans le dessin par la lettre *a* (1). La lettre *b* désigne les traces d'une vésicule jaune déchirée; le caillot sanguin a été enlevé et la vésicule lavée, ce qui permet de bien voir une des demi-circonférences de cette enveloppe conservant encore sa couleur. Tout le parenchyme environnant est imprégné de sang noir. Une petite tache, indiquée par la lettre *c*, désigne un caillot soumis depuis longtemps au travail de l'absorption; enfin, la lettre *d* indique les restes d'une petite bourse jaune avortée.

Les figures 5 et 6 de la quatrième planche représentent les ovaires de la femme parvenue au septiè-

(1) Cette bourse était contiguë à la vésicule jaune; une moitié de cette dernière a été enlevée pour découvrir la bourse grise.

me mois de sa grossesse : elle a succombé en quelques heures à une attaque de choléra. Le fœtus était encore contenu dans l'utérus. L'ovaire droit ne porte aucune trace de travail ascendant. La fig. 6 est l'ovaire gauche entier; il porte à son centre une large cicatrice rayonnée déjà ancienne. La figure 5 représente le même ovaire qui a été incisé. La lettre *a* désigne les débris d'une vésicule jaune; ils répondent à la cicatrice, leur centre contient les restes d'un caillot. La lettre *b* indique des restes de même nature, mais plus anciens encore. La lettre *c* désigne un renflement qui contient une bourse pulpeuse grise. Une grosse vésicule primaire ne contenant que de la sérosité, est indiquée par la lettre *d*. Ainsi, ces organes ne présentent pas de vésicules à un état de développement très avancé, non plus que des débris très récents, ce qui conduit à penser que la fonction ovarique a été suspendue depuis la gestation.

Les observations qui suivent peuvent être considérées comme exemples de l'état le plus fréquent des ovaires à la fin de la grossesse.

HUITIÈME FAIT.

Femme Neil, vingt-deux ans, tempérament sanguin, primipare, à terme. Elle ne s'est pas fait saigner pendant sa grossesse. Les premières douleurs du travail ont été accompagnées d'une autre douleur profonde dans le bassin. La tête de l'enfant fut longtemps retenue à la vulve. Convulsions épileptiformes suivies d'une véritable éclampsie. Extraction prompte et facile de l'enfant avec le forceps. Dès le lendemain, symptômes de métro-péritonite à laquelle la malade succomba le quatrième jour, 15 septembre 1833. Cette affection existait épidémiquement dans la ville, et surtout dans les salles de la maternité de l'Hôtel-Dieu d'Angers.

Autopsie.

Matrice volumineuse; son tissu est ramolli et friable. Traces d'inflammation portée au sphacèle, au pourtour de l'orifice du col; inflammation de la portion pelvienne du péritoine.

Les ovaires sont d'un volume médiocre; ils sont aplatis, d'un blanc jaunâtre; ils n'ont pas participé à la phlegmasie. On remarque à leurs surfaces huit à dix cicatrices : aucune n'est récente.

L'ovaire gauche présente la cicatrice la plus fraîche. On trouve dans cet ovaire, derrière cette cicatrice, un caillot sanguin déjà réduit, conservant quelques lambeaux de son enveloppe jaune. On voit tout auprès un kyste à parois blanches, épaisses, froncées, ayant le volume d'un pois, et, vers l'extrémité de l'ovaire, existe une bourse grise à centre pulpeux.

L'ovaire droit offre, près de son extrémité interne,

deux petites bourses commençant à se teindre en jaune; elles sont de la grosseur d'un haricot; leur cavité centrale est facile à développer. Vers la partie externe de l'ovaire, on voit d'abord une bourse grise pulpeuse, et près de là une vésicule mamelonnée, d'une belle couleur orange : elle a le volume d'une fève ordinaire, et les parois de sa cavité sont froncées. On distingue dans la pulpe jaune, qui est abondante, quelques filaments déliés qui se rendent de l'une à l'autre tunique de la vésicule, au travers de la pulpe. C'est à la tension de ces filets qu'on doit attribuer la forme mamelonnée des parois de la vésicule. Cette dernière ne contenait aucun corps ayant quelque ressemblance avec le flocon pédiculé que renfermait la vésicule de la fille Cécile. J'ajouterai que je n'ai jamais rien rencontré dans la cavité des vésicules encore plissées, quels que aient été leur volume et le degré de leur coloration.

Comme on le voit, ces ovaires sont plus riches en organes vésiculaires que les précédents; ils sont remarquables surtout par une vésicule qui n'attend plus que sa dernière évolution; cependant, malgré ces signes d'une vie plus active (1), on y retrouve

(1) « Quand on examine les ovaires d'une femme ou d'une fe-
» melle mammifère, en état de gestation ou fraîchement accou-
» chée, on trouve dans chacun des ovaires, des corps jaunes

également les preuves d'une longue interruption du travail organique que nous étudions. Il existe, en effet, une lacune bien sensible entre le plus volumineux des caillots, et cette vésicule à son troisième degré d'évolution : était-elle ainsi développée à l'instant de la fécondation, et tout le travail a-t-il été arrêté subitement? ou bien, en supposant les ovaires de la femme Neil semblables d'abord à ceux des femmes mortes avant le terme de leur grossesse, les organes vésiculaires s'y sont-ils développés lentement, de telle sorte qu'une des vésicules soit parvenue à ce degré de maturité, vers le terme de la gestation? Je suis porté à adopter cette dernière opinion, et le mot de suspension ne devrait s'appliquer qu'à la dernière évolution que je n'ai jamais rencontrée immédiatement après l'accouchement (1).

» plus ou moins développés pour une fécondation à venir, que » l'on pourrait, faute d'attention, prendre pour ceux de la fécon- » dation passée, mais ils en diffèrent en ce que les uns ont une » déchirure, et que les autres n'en ont pas ». (Ph. Béclard, *Thèse inaugurale.*)

(1) Je n'ai pas pu faire dessiner les organes de la femme Neil, mais j'ai fait représenter à leur place les ovaires d'une femme de quarante ans, morte de la même affection, et de même aussi quelques jours seulement après son accouchement (Pl. iv, fig. 1).

NEUVIÈME FAIT.

Fille idiote; vingt-trois ans, grande, vigoureuse, sanguine, primipare, accouchée à terme, spontanément et facilement; elle succomba à une métro-péritonite trois jours après la parturition (1).

Autopsie.

Vingt heures après la mort : matrice volumineuse, son tissu est friable; orifice et col utérin plus particulièrement désorganisés par la phlegmasie (caractère spécial des métrites épidémiques).

Les ovaires sont d'un volume plus qu'ordinaire; ils portent l'un et l'autre un grand nombre de cicatrices. Le droit en a quatorze bien distinctes : une seule d'entre elles conserve encore une coloration rouge brun; les autres sont brunes ou blanches. On voit à l'intérieur de cet ovaire sept vésicules primaires d'une teinte violacée, entourées d'arborisations vasculaires, et de plus, une vésicule jaune mamelonnée ayant la grosseur d'un noyau de cerise. Dans le dessin, la cavité de cette vésicule semble renfermer un noyau de la même teinte que la pulpe; mais ce n'est que la base d'un mamelon

(1) (Pl. v, fig. 2). Dessin non terminé, il n'est exact que pour la forme des organes.

intérieur dont le sommet a été enlevé par le scalpel. La loge qui contient cette vésicule ne correspond à aucune cicatrice extérieure.

La surface de l'ovaire gauche n'a pas d'aussi nombreuses cicatrices que celle de son congénère ; aucune n'est très récente. Le parenchyme est pâle, et parsemé de quelques vésicules primaires et de caillots d'un noir violacé.

L'état des ovaires que je viens de décrire est le même que celui des organes de la femme Neil, à la seule différence qu'ils ne contiennent pas un nombre de débris vésiculaires en rapport avec le grand nombre de cicatrices extérieures, particularités que j'attribue, soit à l'exiguité des vaisseaux déchirés, soit à une tardive occlusion de la déchirure des tuniques ovariques (1).

DIXIÈME FAIT.

Les organes indiqués sous le n° 5 de la planche v, sont ceux d'une femme de trente-cinq ans, morte aussi d'une métro-péritonite rapide. Ces ovaires sont remarquablement petits ; leurs surfaces portent un assez grand nombre de cicatrices confondues, et, pour cela, peu distinctes, sauf celle qui existe sur l'ovaire non ouvert.

(1) Voir le chapitre suivant sur la destruction des débris vésiculaires.

L'ovaire gauche est plus de moitié envahi par une vésicule jaune mamelonnée, dont le centre est occupé par une membrane fibreuse, d'un blanc nacré. Quoique cette membrane fibreuse soit le résultat d'une altération morbide, sans doute de la membrane interne de la vésicule, nous n'en avons pas moins représenté ces organes; d'abord, parce qu'ils offrent une vésicule parvenue à son troisième degré; secondement, parce qu'il ne reste à leur intérieur que de rares et faibles débris, bien moins nombreux que les traces évidentes des ruptures vésiculaires extérieures; troisièmement, à cause de leur extrême petitesse; quatrièmement enfin, parce que ne contenant plus aucun organe ascensionnel après la vésicule jaune, il y a lieu de penser que la fonction ovarique était arrivée à son terme, malgré l'âge peu avancé du sujet de cette observation; je regrette de n'avoir pu recueillir de renseignements sur le début de la menstruation, et sur la régularité de cette fonction pendant les années qui ont précédé la dernière grossesse de cette femme (1).

(1) J'ai trouvé dans les ovaires d'une femme accouchée depuis un mois, et morte d'une pleurésie chronique, plusieurs bourses blanches épaisses, plus développées que ne le sont ordinairement les bourses grises; il serait possible que ces corps fussent des vésicules jaunes altérées : leur volume et surtout leur déplissement plus grand me portent à le croire.

ONZIÈME FAIT.

L'ovaire représenté sous le n° 1 de la planche v est celui d'une femme de trente-quatre ans, primipare, à terme, morte quarante jours après sa couche, des suites d'une vaste suppuration dans le bassin, causée par l'inflammation de l'une des symphyses sacro-iliaques. Cette femme était mariée depuis un an; elle avait éprouvé plusieurs fois dans sa jeunesse des accès hystériques peu graves. L'ovaire contient de nombreux organes vésiculaires aux deux états *d'ascension* et *de destruction* (1). Les lettres *a b c* désignent les premiers, qui sont autant de vésicules jaunes peu développées, ainsi que des bourses grises et des flocons muqueux. La lettre *d* et toutes les taches bleuâtres indiquent les seconds : les organes du second ovaire étaient moins apparents.

Il est encore plus facile, ici, de reconnaître les preuves d'une longue suspension du travail ovarique, car il n'existe aucune trace de rupture récente, et les caractères du dernier débris de la vésicule jaune encore à son début, indiquent un intervalle de temps beaucoup plus long que dans les observations précédentes : j'en attribue la cause à la maladie qui a dû altérer profon-

(1) Expressions de Home.

dément les fonctions de l'ovaire avant de causer la mort, et enlever à la vésicule les caractères de cette vie active qui se remarquent encore dans les autres cas.

Je renvoie le résumé des faits relatifs à l'état des ovaires pendant la gestation à la fin de ce chapitre, pour le réunir à celui qui résultera de l'examen des ovaires pendant la lactation.

ARTICLE DEUXIÈME.

Etat des ovaires pendant l'allaitement.

Il ne se passe rien de nouveau dans les ovaires lorsqu'après son accouchement la femme nourrit son enfant ; la même torpeur s'y prolonge ; c'est ce que démontrent les organes dont nous allons parler.

DOUZIÈME FAIT.

Le dessin n° 4, planche IV, représente l'intérieur de l'ovaire d'une femme nourrice, morte d'une pleurésie aiguë six mois après son accouchement ; elle allaitait encore son enfant quinze jours avant de succomber. Les règles n'étaient pas reparues pendant qu'elle accomplissait cette fonction. La lettre *a* indique l'organe vésiculaire le plus avancé ; c'est une bourse grise volumineuse, peut-être altérée ; la lettre *c* désigne quelques unes de ces bourses à leur premier degré. Des restes de vésicules brisées et de caillots sont indiqués par les lettres *b* et *d*. Quelques uns des caillots conservent encore des restes d'enveloppes vésiculaires.

TREIZIÈME FAIT.

Les ovaires d'une femme de trente-sept ans, nourrice depuis une année, sans retour de la menstruation pendant cette période de temps, sont représentés par les figures 3 et 4 de la planche v; j'ignore quelle fut la maladie à laquelle cette femme a succombé. L'ovaire gauche ne contient que trois vésicules rudimentaires, et quelques taches bleuâtres indiquant d'anciennes ruptures vésiculaires qui ne sont point en rapport de nombre avec les cicatrices extérieures; la figure n° 3 représente un des côtés de cet ovaire.

L'ovaire droit, figure 4, ne contient également aucun organe vésiculaire, soit à l'état d'accroissement, soit à celui de destruction, qu'on puisse rapporter à une date récente. Les deux vésicules jaunes écrasées, marquées des lettres *a*, *b*, portent à leur centre une ligne noire qui empêche de les considérer comme avortées. Les lettres *c*, *d*, désignent les vésicules primaires.

Ainsi, les signes d'activité de la fonction ovarique sont encore moins apparents dans ces ovaires que dans ceux des femmes grosses, et cependant, malgré leur inactivité, ces ovaires ont conservé les caractères d'un état d'excitation énergique, si on en juge par l'injection de leur parenchyme; en somme, ce que je viens de dire des organes des femmes nourrices, suffira pour faire bien comprendre les figures 1 et 2 de la planche VI, relatives aux ovaires d'une nourrice de quatre mois, et celle de la même planche indiquée sous le n° 7; elle représente l'ovaire d'une femme allaitant depuis six mois.

Je ne multiplierai pas davantage le nombre d'exemples rapportés dans ce chapitre. D'après toutes les particularités qu'ils nous ont offertes, je crois pouvoir conclure que le travail vésiculaire ovarique ne paraît pas être *entièrement* suspendu pendant les fonctions de la gestation et de l'allaitement; qu'il continue à s'effectuer au moins jusqu'à la dilatation de la vésicule exclusivement; mais il est complètement arrêté à cette dernière évolution, qu'on n'observe jamais chez les femmes enceintes, ou nourrices qui ne sont pas menstruées.

CHAPITRE IV.

ETAT ANATOMIQUE DES OVAIRES APRES LA CESSATION DÉFINITIVE DES FONCTIONS DE CES ORGANES.

On a dû voir déjà que pendant la vie fonctionnelle des ovaires, il existait un rapport de causalité remarquable entre le travail vésiculaire et l'éruption des règles. Examinons maintenant si, lors de la cessation de l'écoulement menstruel, ce travail, dont les règles ne seraient que la conséquence, a cessé bien antérieurement : ce sera le complément des preuves à l'appui de l'opinion que je soutiens. Cet examen terminera l'histoire des corps vésiculaires en nous faisant connaître ce que deviennent leurs débris.

QUATORZIÈME FAIT.

Je présente comme premier exemple des ovaires des femmes qui ont cessé d'être menstruées, ceux d'une fille vierge de cinquante ans (1). Ses règles avaient

(1) Bonnet a dit qu'il n'avait jamais vu de corps jaunes, ou traces de corps jaunes sur les vierges.

Dans le cas que nous rapportons, la membrane de l'hymen formait un repli solide qui fermait au moins la moitié de l'orifice du vagin.

cessé tout à coup, sans accidents, trois ans avant sa mort, qui fut causée par une phthisie pulmonaire dont les premiers symptômes ne remontaient pas au delà d'une année (12 novembre 1832). Ces ovaires sont figurés sur la planche VI, sous les numéros 3, 4 et 5.

Ces organes ont la grosseur d'une amande; ils sont d'un blanc jaunâtre, leurs surfaces sont entièrement couvertes de cicatrices formant de profonds sillons; la texture du parenchyme de l'ovaire est compacte, de couleur rosée, parsemée de taches oblongues d'un gris bleu, avec un centre noir. Un des ovaires, porte, en outre, un petit noyau ayant la coloration et la dureté de la terre cuite. Tous ces débris annoncent par leurs caractères particuliers une fonction cessée depuis longtemps.

QUINZIÈME FAIT.

Les ovaires indiqués sous les n°s 2 de la planche VII appartenaient à une femme de quarante-huit ans, morte également phthisique. Elle avait été mère plusieurs fois; ses règles avaient cessé sans accidents depuis un an. C'est postérieurement à cette époque que sont apparus les premiers symptômes de la maladie. Les ovaires sont d'un volume moyen; un de ces organes (1) est étranglé dans sa

(1) Planche VII, fig. 2.

longueur par un grand nombre de cicatrices rapprochées les unes des autres (Lettre *a*). Le parenchyme ne contient aucune trace de vésicules. C'est à peine si on y distingue quelques taches bleuâtres sans aucun noyau central, ni débris membraneux. L'autre ovaire est moins allongé, il n'offre à son intérieur qu'un seul caillot, entouré de quelques lambeaux vésiculaires ; les autres points ne sont marqués que par de légères taches d'un gris ardoisé. Ici, plus encore peut-être que dans le premier cas, ces organes offrent les preuves qui dénotent que la fonction a cessé complètement depuis longtemps.

Pour ne pas étendre inutilement ce mémoire, je bornerai mes citations à ces deux exemples ; au reste, cet état d'inactivité des ovaires se retrouvera chez toutes les femmes de cet âge dont je pourrai parler ultérieurement au sujet d'autres particularités.

Les organes que nous venons de décrire n'offrent, comme on le voit, depuis longtemps aucune trace d'un travail vésiculaire ascensionnel ; au contraire, le travail de destruction a marché rapidement, surtout dans les ovaires du second sujet, quoique la cessation des règles ne datât que d'une année.

Dans la suite, je tâcherai d'indiquer quelques raisons de ce fait. J'ai rapproché avec intention les deux observations précédentes, afin qu'on pût bien juger par la comparaison des organes d'une fille vierge avec ceux d'une femme mère, que des débris vésiculaires très apparents dans l'ovaire ne sont pas des preuves de fécondation.

Je ne parlerai plus du défaut de rapport qu'il y a entre le nombre de débris internes et celui des cicatrices extérieures : on sait quelle en est la cause. Plus nous nous éloignerons de l'époque de la menstruation, et plus le désaccord sera palpable.

Les ovaires dans lesquels chaque rupture vésiculaire est suivie de la formation d'un caillot ne sont pas ceux dans lesquels les traces de ces ruptures se conservent le plus longtemps; on observe plutôt le contraire. Ainsi, les restes de matière jaune, lorsqu'ils ne coïncident pas avec la présence d'un caillot sanguin, sont surtout ceux qu'on retrouve dans l'extrême vieillesse. Quand la pulpe jaune disparaît de bonne heure, ne serait-ce pas par suite de sa dissolution dans le sérum du caillot?

Les figures 2 et 4 de la planche VI offrent des traces de vésicules jaunes sans caillots. Dans certains cas, il est possible que l'hémorrhagie ait été trop peu considérable pour favoriser cette dissolution, et alors beaucoup de matière jaune concrète reste associée à un très petit caillot central, comme les figures n° 4 planche V, n° 7 planche VI, et n° 6 planche VII en offrent des exemples.

Une remarque générale peut s'appliquer à la destruction des vésicules ; c'est que leur résistance à l'absorption est en raison inverse de la consistance des lambeaux membraneux vésiculaires, et en raison directe de leur lacération, c'est à dire que plus les lambeaux membraneux conserveront d'étendue et de consistance, moins la résorption de la matière jaune et du caillot s'effectuera facilement et rapidement.

En outre, les débris membraneux résistent quelquefois à l'absorption, tandis que les matières qu'ils contenaient disparaissent. Ces sortes de débris sont plus blancs que les autres, et de forme oblongue.

Dans certains cas, les enveloppes vésiculaires ont disparu, et ce qui reste de ces organes consiste en un petit noyau crétacé, solide, d'un blanc gris, quelquefois d'un rouge-brique. Dans quelques cas rares, ces restes tiennent encore à des portions de membranes qui n'ont de rapport avec aucune des cicatrices de la surface de l'ovaire. Je les considère comme des détritus de vésicules jaunes avortées avant leur dilatation. La figure 4, planche VI, est un exemple de ce cas ; la lettre *b* indique les débris vésiculaires. J'ai retiré d'un ovaire des fragments crayeux du volume d'un pois, qui provenaient vraisemblablement de la même source.

Les restes d'organes ascensionnels sont d'autant plus

rares, que la femme est plus éloignée de l'époque de la cessation de ses règles, au moins relativement aux vésicules primaires et aux bourses grises; ce qui résulte de l'organisation encore incomplète de leurs membranes, qui se ramollissent plus facilement que celles des vésicules jaunes, surtout lorsqu'elles sont restées longtemps à cet état, comme pendant les allaitements prolongés, et lorsque la femme arrive à la cessation définitive de ses règles.

SEIZIÈME FAIT.

On voit un exemple de la persistance d'une bourse grise, six mois après la cessation des menstrues, dans la figure n° 6 de la planche VI ; il m'a été fourni par une femme de quarante-huit ans. J'attribue ici la présence de ce corps, non seulement au peu de temps qui s'était écoulé depuis la cessation des règles, mais encore plus à une cessation de la fonction ovarique, déterminée par la maladie qui a causé la mort de cette femme. Prostituée pendant toute sa vie, elle a succombé aux ravages d'un ulcère cancéreux qui avait détruit le fond du vagin et le col entier de la matrice. Cette maladie existait depuis plusieurs années, et cependant les fonctions menstruelles n'en avaient été dérangées que dans les derniers mois de la vie.

Nous terminerons ce que nous avons à dire sur les

débris vésiculaires, en faisant observer que plus on s'éloigne de la période de la vie pendant laquelle existe la menstruation, et moins il reste de traces d'une fonction active dans l'ovaire. La figure de la planche VII, inscrite sous le n° 3, représente un ovaire qui montre ce que sont ces organes chez les femmes de soixante à soixante-dix ans, qui ont été mères et régulièrement menstruées.

Dès que la vie fonctionnelle a cessé dans les ovaires, en même temps qu'on voit disparaître les organes vésiculaires, on voit aussi le parenchyme ovarique lui-même s'atrophier, et cette destruction est portée si loin, dans certains cas, qu'il reste à peine des traces de ces organes. L'utérus et les trompes peuvent participer aussi à cette atrophie; en voici un exemple.

DIX-SEPTIÈME FAIT.

Une femme Corse, âgée de quatre-vingts ans, de très petite stature et d'une maigreur extrême, mourut dans les salles de l'hospice d'Angers. Elle nous avait appris que ses règles lui étaient survenues à l'âge de onze ans, et que cependant elle les avait conservées jusqu'à l'âge de quarante-cinq. Cette femme avait été mère plusieurs fois. A l'autopsie, je ne trouvai aucune trace de l'ovaire droit, ni de la trompe de ce côté. L'ovaire gauche était transformé en un cordon cartilagineux de la grosseur d'une plume à écrire. La trompe du côté gauche était repliée sur la corne de l'utérus, dont le volume n'était pas plus gros que celui d'une olive.

RÉSUMÉ DES FAITS QUI PRÉCÈDENT.

1° Les ovaires des femmes qui ont cessé d'être menstruées ne contiennent jamais d'organes vésiculaires récemment brisés, ou sur le point de se déchirer. Tout y annonce, au contraire, une cessation complète de travail, datant au moins de l'époque de la dernière hémorrhagie menstruelle.

2° Les organes vésiculaires et les débris qui résultent de leur destruction, sont identiques chez les femmes vierges et chez celles qui ne le sont pas, chez celles qui ont été chastes ou chez les femmes prostituées. Il résulte des faits nombreux que j'ai recueillis, que les traces des ruptures de vésicules, sont généralement moins nombreuses chez les femmes qui ont eu beaucoup de grossesses, que chez celles qui n'ont été enceintes qu'un petit nombre de fois : fait qui est en opposition avec les idées admises jusqu'ici. Cette différence provient sans doute des longues interruptions apportées dans la menstruation par les gestations et l'allaitement (1).

(1) Les ovaires volumineux sont assez souvent pourvus d'un

3° Le travail d'absorption qui amène la disparition des débris vésiculaires dans les ovaires, ne se ralentit jamais.

4° Les membranes vésiculaires, lorsqu'elles sont épaissies ou peu déchirées, entravent la résorption du sang épanché et de la matière jaune. Cette dernière, lorsqu'elle est seule, persiste jusque dans la vieillesse, et forme des noyaux solides.

5° Les ovaires, l'utérus et ses annexes diminuent de volume à partir de la cessation du développement des corps vésiculaires; leur degré d'atrophie est en raison directe de l'âge. L'enveloppe des ovaires passe quelquefois à l'état cartilagineux et osseux.

plus grand nombre de vésicules ; ce fait est-il dû à ce qu'ayant plus d'espace, ces vésicules se distinguent toutes plus aisément, ou bien dépendrait-il d'une plus grande activité de l'ovaire ?

DEUXIÈME PARTIE

CONSIDÉRATIONS PHYSIOLOGIQUES, ET DÉDUCTIONS DES FAITS PRÉCÉDEMMENT EXPOSÉS.

En traitant ici de l'ensemble des fonctions de l'ovaire et des relations de causalité qui existent entre le développement des vésicules ovariques et la menstruation, il m'arrivera souvent de parler de l'ovule que je regarde comme la cause première du travail vésiculaire (1). Ce que je dirai de ce corps, qu'à juste raison on considère comme le rudiment de l'œuf humain, sera toujours énoncé par moi avec réserve, parce que je ne l'ai vu qu'un trop petit nombre de fois pour le bien connaître.

Rappelons d'abord en quelques mots les faits principaux de l'histoire de la menstruation, mais sans examiner les différents systèmes qu'on a émis pour don-

(1) Home prétend que ces deux organes n'ont aucuns rapports entre eux.

ner une explication de cette hémorrhagie périodique.

Ce phénomène, comme tout ce qui se rapporte à la génération de l'homme, a provoqué de bonne heure les recherches des observateurs. Il était, en effet, naturel « d'attribuer une haute importance à une fonction « qui apparaissait et se terminait avec la fécondité. » (Desormeaux, *Dict. de médecine.*)

Cette hémorrhagie utérine a toujours été considérée comme un caractère spécial à la femme. Elle a été observée sur toutes les races humaines et dans tous les climats. Le sang qui coule par les parties sexuelles transsude de la surface interne de l'utérus, de celle de son orifice, et quelquefois de la membrane muqueuse qui tapisse la partie profonde du vagin. Ce flux périodique se renouvelle, dans l'état de santé et de vacuité de l'utérus, à peu près de mois en mois ; de là le nom de *menstruation* donné à cette fonction. Le retour habituellement régulier de cet écoulement l'a fait appeler *règles*, etc.

Les femmes d'une même contrée et d'une même famille ne sont point menstruées en même temps ; chacune d'elles est soumise à une périodicité qui lui est propre.

La quantité de sang écoulé pendant une période menstruelle est aussi variable que la durée de cette hémorrhagie, et généralement en rapport avec elle. Quelques auteurs estiment cette quantité à huit onces: Haller, et d'autres physiologistes, la portent pour les femmes européennes, à six onces, et certains accoucheurs, Baudelocque entre autres, ne l'évaluent qu'à quatre onces.

« La menstruation, dit Desormeaux, peut être assi-
» milée aux autres hémorrhagies; son mécanisme doit
» être le même; il importe peu que le sang transsude
» des extrémités artérielles ou veineuses, ou des cryptes
» muqueux; cependant on admet généralement qu'il
» provient des extrémités artérielles. »

Cependant plus loin, il ajoute: « le sang menstruel
« est moins coagulable que le sang ordinaire. » (*Dict. de méd.*)

L'hémorrhagie menstruelle, qui s'établit pour les femmes françaises vers l'âge de quinze ans (Virey) (1), est précédée des signes de la puberté, tels que le développement des seins, l'apparition des poils au pubis et aux aisselles, etc. Souvent la première menstruation s'effectue sans aucune difficulté, et ses retours sont réguliers dès le principe. D'autres fois cet écoulement est accompagné de phénomènes généraux et locaux, et n'apparaît, dans la première année, qu'à des

(1) Vers 13 ans pour les Allemandes; suivant Haller.

intervalles éloignés, mais en conservant des rapports mensuels. Dans ces cas, alors, il est à remarquer que la perte de sang n'est jamais abondante.

La menstruation est quelquefois très précoce; on l'a vue aussi se prolonger jusque dans un âge fort avancé.

La gestation et l'allaitement la suspendent ordinairement; cependant il n'est pas très rare de voir des femmes menstruées dans les premiers mois de la grossesse: il est des nourrices qui présentent le même phénomène. Une exception plus rare, admise par plusieurs auteurs, c'est le cas de fécondation de femmes qui n'ont jamais été réglées. Desormeaux dit qu'on doit rejeter certaines histoires de femmes qui n'ont été réglées que pendant la gestation. Il est vraisemblable que les auteurs qui ont parlé de ces anomalies, ne les ont pas observées avec toute l'attention convenable; et peut-être doit-on considérer ces faits comme du même genre que le suivant.

Mme X, vingt-six ans, grande, forte et sanguine, n'a jamais éprouvé d'hémorrhagie mensuelle; mais seulement tous les prodromes qui accompagnent la menstruation à des époques régulières de vingt-cinq jours. Souvent à ces époques son linge a été taché par un liquide muqueux blanchâtre. Cette dame n'a été mère qu'une seule fois; sa grossesse et son accouchement ont été exempts de tout accident, mais les trois premiers mois de la grossesse ont été remarquables par quatre exsudations sanguines des parties sexuelles, coïncidant à peu près avec les époques de malaise et de congestion dans la région pelvienne, qui remplacent chez elle les menstrues.

La menstruation ne s'établit jamais chez les sujets manquant congénitalement d'ovaires (1), et cette fonction cesse aussitôt après la destruction accidentelle de ces organes. Les individus chez lesquels il y a absence congénitale d'ovaires, ne présentent à aucune époque de leur vie les caractères de la nubilité, tandis qu'à ces mêmes caractères se joignent des désirs vénériens, et même des signes de congestion hypogastrique plus ou moins périodique, chez quelques filles qui étaient pourvues d'ovaires et qui manquaient d'utérus (2).

La menstruation cesse rarement d'une manière spontanée; il survient des dérangements relativement aux époques des règles, dont quelques unes manquent, et à la quantité de sang écoulé. Souvent ce liquide est remplacé par des écoulements muqueux abondants; d'autres fois, c'est le sang lui-même qui coule avec une abondance telle, que la santé et la vie même en

(1) Simons, Pott, Pearson.

(2) Engel, Dupuytren, Bloxam.

sont menacées. Les accidents qui surviennent souvent à cette époque de la vie des femmes, l'ont fait appeler *âge critique*, épithète qui est juste, quoi qu'on en ait dit.

Je ne chercherai point à retracer ici toutes les hypothèses qui ont été émises sur la cause de ce phénomène si remarquable dans la série des actes organiques dont l'appareil génital de la femme est le siège; je me bornerai à rappeler ici, à cause de son rapport avec l'opinion que mes observations m'ont suggérée, celle de Dugès, qui attribue « les règles à un molimen utérin, né d'une excitation sympathique générale des organes génitaux, dont les ovaires paraissent être le centre. » (Mme Boivin et Dugès, *Traité des maladies de l'utérus.*) C'est ce fait, considéré par Dugès comme probable, et qu'il dit avoir entendu énoncer par Béclard dans ses leçons orales, que mes recherches persévérantes m'autorisent à regarder comme très positif.

Dans son article *Œuf humain*, du Dictionnaire de médecine (1re édition), le docteur Ollivier (d'Angers) a consigné aussi plusieurs remarques importantes qui viennent à l'appui de mes observations. Ainsi, il rappelle l'antériorité du développement des ovaires sur celui de l'utérus, la présence de corps vésiculeux dans le parenchyme des premiers, avant que la matrice ait été le siège d'aucun acte fonctionnel appréciable; leur apparition et leur développement dans les ovaires, sans que les organes génitaux aient été le siège d'aucune excitation étrangère, telle que celle qui résulte du coït, de la masturbation, etc.; d'où il suit que ces corps vésiculeux naissent spontanément, et parcourent toutes les phases de leur accroissement, sous l'influence d'une cause qui est inhérente aux ovaires, puisqu'on en trouve les traces évidentes sur ces organes, chez des filles vierges et chastes (1). Enfin, l'existence bien constatée aujourd'hui des ovules dans les vésicules de De Graaf, et les rapports, quoique encore inconnus, de ces ovules avec les vésicules jaunes, sont autant de particularités entièrement conformes aux observations qui m'ont conduit à trouver dans les ovaires la cause occasionnelle de l'hémorrhagie menstruelle.

A. *Formation des vésicules primaires.*

La fonction ovarique commence presque avec la vie de la femme, car elle doit remonter jusqu'à l'apparition des granulations. Quels peuvent être la nature et le rapport des parties qui les composent? Sont-elles les

(1) Haller (*Elementa physiol.*, t. VIII, *loc. cit.*), pensait, au contraire, comme je l'ai déjà dit, que les vésicules jaunes apparaissent seulement après la fécondation, et que ces corps représentent le nombre de conceptions; mais il est à remarquer que ses observations ont généralement eu lieu sur des animaux dont les développements vésiculaires sont annuels.

ovules eux-mêmes, comme le pensent quelques physiologistes allemands? Je serais porté à admettre cette hypothèse, car elle trouve de l'appui dans quelques unes de mes observations. La formation de la zône grisâtre qui entoure la granulation, est évidemment le premier signe d'un travail dont la vésicule est le premier complément distinct. Bientôt ce travail organique tout local, par suite duquel la vésicule se développe dans la loge accollée à la granulation, paraît se ralentir et s'effectuer dans un autre point, autour d'une autre granulation, pour y développer de même une autre vésicule; c'est ainsi qu'on voit ces vésicules se multiplier, sans augmenter sensiblement de volume. Pendant ce travail, celles qui sont apparues les premières ne grossissent pas, mais elles changent de place; on les voit gagner successivement le voisinage du bord libre de l'ovaire. Ces vésicules sont désignées dans la science sous le nom de vésicules de De Graaf; je les appelle *vésicules primaires*, pour distinguer cette première évolution de la dernière transformation, où l'on voit apparaître la *vésicule jaune*.

Si je n'ai admis qu'hypothétiquement l'identité de la granulation et du germe, je n'hésite pas à dire que la vésicule primaire est bien le rudiment de toutes les enveloppes destinées à recevoir l'œuf (1). Cette vésicule,

(1) Observation de De Graaf confirmée par celles de M. Plaage.

contenue dans une loge creusée dans le parenchyme de l'ovaire se compose de deux tuniques ; ses changements ultérieurs ne sont relatifs qu'à son volume et à la disposition de ces mêmes tuniques.

J'ai appelé premier degré du travail vésiculaire, la formation des vésicules primaires, qui s'accomplit dans les dix premières années de la vie. Rappelons sommairement l'état parfait de ces vésicules.

Elles sont alors au nombre de huit à dix pour chaque ovaire ; quelques auteurs en admettent un bien plus grand nombre. J'ai d'ailleurs remarqué, comme Haller, que ce nombre était très variable. Elles sont le plus souvent rangées sur une ligne courbe qui suit le grand bord de l'ovaire. Ces vésicules sont sphériques, transparentes ; leur grosseur est celle d'un grain de petit plomb de chasse ; elles contiennent une gouttelette de sérosité incolore (1). Les vésicules ont des adhérences avec la loge qui les contient, particulièrement du côté qui répond au centre de l'ovaire où se trouve la granulation qui lui sert de support. Les deux membranes concentriques qui forment les parois de la vésicule, sont en contact immédiat.

L'aspect général du parenchyme des ovaires reste à

(1) Leur extérieur est souvent enduit d'une matière glutineuse, demi-transparente, semblable à de l'empois.

peu près le même pendant les premières années. Sa teinte ordinaire est d'un gris rosé, offrant çà et là quelques aréoles vasculaires, peu étendues, environnant certaines vésicules; particularité qui conduit à penser que le travail ayant borné son action à la granulation seule, ou tout au plus à une sphère très restreinte autour d'elle, n'a pas dû réagir d'une manière sensible sur tout l'organe.

Nous avons vu ce travail organique se transporter successivement, pour ainsi dire, de l'une à l'autre granulation, pour opérer la formation de chaque vésicule. Quand il a parcouru ainsi une série de granulations, il s'arrête, et les vésicules, les premières développées, triplent presque tout à coup de volume, et deviennent des organes assez importants pour concentrer sans partage toute l'activité de l'ovaire. Alors, la formation de nouvelles vésicules primaires paraît suspendue, et jamais, dans la suite, les ovaires n'en présentent à la fois un aussi grand nombre; elles ne se forment plus qu'au fur et à mesure.

B. *Formation des vésicules ou bourses grises.*

De nouveaux phénomènes vont modifier le volume et l'aspect des vésicules, et plus encore les rapports de leurs membranes : ils constituent la deuxième évolution vésiculaire, ou le second degré du travail vésiculaire.

Un surcroît de vitalité se manifeste dans la vésicule la plus développée, et bientôt son volume dépasse celui de toutes les autres ; cet accroissement n'est pas le seul phénomène qu'on y observe ; une exsudation de matière grise s'effectue en même temps entre les deux tuniques restées jusqu'alors en contact ; et, comme la résistance de la loge qui la contient est plus grande que celle de la tunique interne de la vésicule, cette membrane se plisse, en effaçant la cavité dont la sérosité disparaît. La matière grise, molle d'abord, prenant de la solidité, forme une petite bourse grise, froncée, dont les parois sont ainsi constituées par les tuniques de la vésicule : c'est d'après ce caractère bien tranché, que je nomme la deuxième évolution, *période d'apparition des bourses grises.*

Quoiqu'il se soit opéré dans la vésicule une véritable transformation, qu'une matière nouvelle soit déposée entre les deux membranes qui composent ses parois, que sa cavité ait été effacée, et surtout que la vésicule ait triplé de volume, cependant l'état du tissu de l'ovaire est resté à peu près tel que nous l'avons décrit en parlant des vésicules primaires, à la seule exception que la sphère de l'injection qui environne les bourses grises, est plus large, relativement à leur volume, qu'elle ne l'était autour des vésicules primaires. Mais quand on examine cette injection, on est porté à penser qu'elle n'est point encore l'indication d'un travail assez considérable pour devenir une cause d'excitation pour la totalité de l'ovaire, et à plus forte raison pour réagir sur les organes qui lui sont annexés. Aussi, voit-on, le plus souvent, que plusieurs bourses grises se sont successivement formées auprès de la première, pendant que cette dernière s'accroissait. Celles-là sont plus petites et moins développées. En somme, la marche du travail ovarique pendant la transformation des vésicules primaires en bourses grises, est en tous points semblable à celui que nous avons signalé lors de l'apparition des vésicules.

C. *Formation des vésicules jaunes.*

J'ai indiqué la présence des bourses grises comme le caractère propre aux ovaires des enfants de l'âge de douze ans, et j'ai fait remarquer qu'à cet âge la matrice était encore dans une inactivité complète. En effet, la jeune fille est encore dans l'enfance, sous tous les rapports; mais bientôt la nubilité va commencer : une congestion sourde se manifeste vers le bassin; les organes génitaux reçoivent un surcroît de vie. Ce sont eux qui, les premiers, ressentent les effets de la nouvelle impulsion. Le pubis s'arrondit, des poils y apparaissent. Si, à cette époque, vous examinez les organes génitaux internes, vous voyez que de nouveaux changements se sont opérés dans les ovaires : une des bourses grises (c'est la plus considérable) a contracté une coloration nouvelle ; sa pulpe est jaune, une seule vésicule offre le plus souvent ce changement remarquable, et paraît exiger pour ses nouvelles fonctions, toute la synergie de l'ovaire. Quant au tissu de cet organe, il est toujours alors plus injecté que celui de son congénère. Par opposition, si on examine l'utérus, on reconnaît que cet organe ne participe en rien à l'activité de ses annexes.

Cependant l'impulsion est donnée : ici commence la troisième période de l'évolution vésiculaire. Sous l'influence incessante de cette action organique qui préside à la fonction nouvelle qui doit s'établir, le volume de la vésicule jaune, déjà mamelonnée et turgescente, augmente par l'afflux d'un liquide qui en déplisse et distend la cavité (1).

Bientôt toute l'économie participe à cette nouvelle vie, dont le foyer part du bassin, et tous les caractères de la nubilité se dessinent de plus en plus. Qu'on exa-

(1) Suivant Haller, la formation du corps jaune résulterait, au contraire, du froncement des parois de la vésicule après sa rupture et l'évacuation du liquide qui la distendait. Il avait pourtant rencontré des vésicules jaunes non distendues, mais il les considéra comme des corps provenant d'une conception avortée.

mine alors l'ovaire, on voit que la vésicule, gonflée de plus en plus, vient toucher et soulever ses enveloppes; elle les distend, non sans réagir sur tout l'organe, car ses tuniques fibreuses doivent résister longtemps avant de se déchirer. C'est à cette distension violente et souvent douloureuse, des membranes et du parenchyme de l'ovaire, que j'attribue la congestion générale des organes de la génération. Enfin, quelquefois de vives coliques se font sentir, la première hémorrhagie utérine apparaît, et en même temps les douleurs lombaires s'appaisent, la tension hypogastrique cesse, et la jeune fille voit son état de souffrance se dissiper; elle est maintenant apte à transmettre la vie à un nouvel être.

D. *L'évolution vésiculaire est la cause de la menstruation.*

Les changements éprouvés par les organes vésiculaires ne sont pas moins remarquables que les phénomènes généraux et locaux avec lesquels ils coïncident. On les connaît déjà, ce sont, 1° la déchirure des tuniques de l'ovaire et de la vésicule; 2° la séparation de l'ovule de sa première enveloppe. Les traces qu'on observe à la surface des ovaires ne peuvent laisser aucun doute sur le point de départ de ces fonctions si intimement liées à celles de la génération. Aussi, cette opinion suivant laquelle l'utérus, loin d'avoir un rôle passif dans les phénomènes menstruels, serait, au contraire, le foyer d'action et le point de départ de l'établissement de la menstruation; cette opinion, dis-je, ne peut plus se soutenir, surtout quand on considère d'une part l'existence des congestions partielles du tissu de l'utérus, bornées au côté qui correspond à l'ovaire, siège de la rupture vésiculaire, et d'autre part, l'injection de plus en plus intense du tissu utérin à mesure qu'on l'examine dans les points les plus rapprochés de la trompe et de l'ovaire auquel elle correspond. Si l'*irritamentum* avait sa source dans l'utérus, pourquoi l'un des ovaires échapperait-il presque constamment à cette turgescence de l'appareil génital interne ?

Ainsi, l'hypothèse de Béclard est fondée; la congestion utérine qui donne naissance aux règles, reconnait pour principe un travail fluxionnaire dont la cause est dans les ovaires; et cette cause, je viens d'en faire connaître la nature. Cherchons maintenant si dans les différents états physiologiques ou pathologiques de la vie de la femme, il ne se rencontre pas d'autres faits matériels qui confirment ou infirment l'opinion que je veux établir.

Et d'abord, il en est un bien important, et qui la confirme pleinement. Ce fait constaté par moi, et qui est fondé sur des recherches assez multipliées pour qu'on doive le regarder comme certain, est celui-ci : *jamais les ovaires des femmes menstruées, de quelque âge qu'elles soient, ne manquent de cicatrices vésiculaires*. L'hémorrhagie utérine est tellement dépendante des fonctions de l'ovaire, que si ces dernières viennent à tarder, les règles tardent aussi, et si l'autopsie permet de constater l'avortement de quelques vésicules, on peut être certain que les retours menstruels ont offert des interruptions qui correspondent à ces avortements. Lorsqu'on examine les ovaires des jeunes filles dont les règles sont précoces, on voit d'abord que ces organes sont volumineux et en tous points semblables à ceux des femmes entièrement nubiles. Ces enfants perdent beaucoup de sang à leurs époques (1). Je n'ai pas été à même d'observer les ovaires de ces enfants *phénomènes*, qui apportent presque en naissant des hémorrhagies menstruelles, et cependant je n'hésite pas à croire que ces pertes ont également pour cause un développement exagéré des ovaires. Des habitudes vicieuses pourraient-elles déterminer secondairement un accroissement précoce de ces organes, et par suite des menstruations précoces ?

Les sujets chez lesquels la menstruation s'établit, au

(1) « Ces hémorrhagies, chez les enfants, ne sont le partage » que des sujets dont le bassin, largement développé, annonce » l'énergie des organes qu'il renferme ». (Mme Boivin.)

contraire, tardivement et avec difficulté, sont en général faibles ; chez eux, les ovaires sont petits ; le parenchyme de ces organes n'offre que des traces d'évolutions vésiculaires mal dessinées, et toutes en rapport avec la fonction mal établie. Si, dans le principe, l'hémorrhagie n'est pas mensuelle, et que de longs intervalles en interrompent l'apparition, ses retours ont lieu à des époques à peu près régulières de trois, quatre, ou d'un plus grand nombre de mois ; ne retrouve-t-on pas dans ce fait la preuve qu'il y a eu suspension d'une ou plusieurs évolutions vésiculaires.

Cependant, si les faits précités autorisent à conclure qu'il n'y a pas d'hémorrhagie menstruelle sans une rupture vésiculaire dans l'ovaire, il n'en est pas de même de cette autre proposition, que la rupture d'une vésicule ovarique est nécessairement accompagnée d'une hémorrhagie utérine ; car on a vu la matrice manquer chez des sujets qui avaient évidemment éprouvé les phénomènes du travail ovarique (1), et j'ai moi-même rencontré des cicatrices sur les ovaires de filles qui n'avaient point encore eu d'hémorrhagie menstruelle (2). L'absence d'un utérus bien conformé n'est pas une condition

(1) Engel, Dupuytren.

(2) Voir le fait premier que j'ai rapporté dans le premier chapitre.

indispensable pour que l'écoulement menstruel ait lieu (1), tandis qu'il faut nécessairement qu'un travail vésiculaire s'accomplisse dans l'ovaire pour que cette hémorrhagie survienne. Toutefois, si la rupture de la vésicule n'est que la terminaison d'un travail organique lent et sans énergie, comme on peut le supposer chez les sujets lymphatiques, il pourra n'en résulter qu'une congestion utérine insuffisante pour produire les règles. Ces diverses observations ne montrent-elles pas, d'une part, l'indépendance constante des ovaires, et de l'autre, la sujétion de l'utérus, qui, même pendant la gestation, ne devient *jamais* une cause d'excitation pour les ovaires. En effet, pendant la grossesse, les ovaires, loin d'être excités sympathiquement, n'offrent à leur intérieur qu'une légère aréole environnant immédiatement les bourses grises ou les vésicules jaunes non dilatées ; on dirait que ces organes ne semblent conserver alors que le degré de vitalité nécessaire pour maintenir les vésicules dans l'état de développement qu'elles avaient acquis jusque là (2).

(1) Un écoulement sanguinolent périodique a été observé chez des femmes manquant de matrice (Bloxam).

(2) Cette remarque avait été déjà signalée par Ph. Béclard, qui dit : ces changements (vésiculaires) sont très lents pendant la grossesse (*Thèse inaugur.*, 1820).

Je ne puis trop répéter que pour toutes les recherches qu'on

Si, à dater de l'époque de l'imprégnation, la fonction ovarique est suspendue, comme le démontrent l'aspect de la dernière cicatrice, qui est ancienne, et la réduction du caillot sanguin et des débris vésiculaires, ce fait trouve son explication dans l'influence immense que doit avoir sur le travail des ovaires la diversion produite par l'accroissement rapide de l'utérus et de l'œuf qu'il contient. Peut-être aussi la compression que les ovaires doivent éprouver pendant la gestation, et le développement de la matrice, ne sont-ils pas sans influence sur l'inactivité passagère de ces organes.

Quant à la persistance des règles, qu'on voit quelquefois pendant la grossesse, je ferai remarquer avec Gardien et madame Boivin « que la menstruation ne » se prolonge ainsi que chez les femmes très sanguines, » fortement constituées, très fécondes ; ou chez celles » d'un tempérament nerveux et lascif. » On peut donc attribuer cette anomalie fonctionnelle à un développement et à une activité plus qu'ordinaire des ovaires.

Ce sont aussi ces femmes, chez lesquelles l'appareil génital est le siège d'une suractivité prononcée, qui

veut faire sur les ovaires, il faut des organes de femmes mortes rapidement et d'une affection qui n'a pu exercer d'altération sur les parties contenues dans le bassin, et particulièrement sur celles qui constituent l'appareil de la génération.

sont surtout disposées aux avortements spontanés ; or, si on réfléchit à la périodicité mensuelle que ces accidents offrent si souvent dans leur succession, n'est-on pas conduit à en trouver la cause dans un travail vésiculaire que l'état de gestation n'a point encore suspendu, et qui détermine ainsi un mouvement fluxionnaire et subit dans les vaisseaux de l'utérus ? Ne serait-ce pas aussi par suite d'un développement vésiculaire provoqué trop hâtivement, que le coït devient quelquefois dangereux au début de la grossesse, et non pas par le choc ou l'irritation directe qu'en reçoit l'utérus? Ainsi s'explique naturellement le décollement partiel du placenta : il résulte de la congestion utérine consécutive au travail ovarique.

Tout ce que nous avons dit sur la suspension des fonctions ovariques pendant la gestation, s'applique également à la lactation : le mouvement fluxionnaire dont les glandes mammaires sont le siége devient une dérivation assez énergique pour arrêter le retour du développement des vésicules ; mais comme cette cause de dérivation n'a pas une influence aussi directe sur les ovaires que la gestation, et que la plupart des femmes nourrices s'exposent à redevenir mères, l'allaitement est souvent interrompu par l'apparition des règles, qui indiquent le retour de la fonction ovarique.

Voyons maintenant ce que devient la menstruation lorsque la cessation naturelle du travail ovarique a lieu par les progrès de l'âge. Ordinairement, l'hémorrhagie utérine n'est pas supprimée brusquement; il arrive une époque où les règles ne paraissent plus régulièrement de mois en mois. Que nous fournit alors l'examen des ovaires? J'ai fait remarquer que ces organes offrent des traces évidentes de vésicules avortées avant leur entier développement; les unes sont à l'état de bourses grises, les autres représentent des vésicules jaunes. Dès lors on conçoit que ce travail incomplet n'entraîne qu'une réaction incomplète. Cependant, si quelques vésicules parviennent à une maturité parfaite, ce développement ne s'effectue qu'avec lenteur, et son influence, insuffisante pour provoquer une congestion utérine suivie d'écoulement sanguin, peut exciter sympathiquement une fluxion assez notable dans l'appareil génital, qui se manifeste par un sentiment de gonflement et de pesanteur dans la région pelvienne, des douleurs lombaires, auxquelles succèdent de l'oppression, de la dyspnée, etc. C'est à cet état de pléthore des organes du bassin, état qui n'a pu se dissiper encore complètement, quand survient une nouvelle congestion mensuelle, qu'il faut attribuer les pertes sanguines si graves qui marquent souvent la fin naturelle de la menstruation. On comprend très bien qu'il suffit alors qu'une fluxion sanguine ait lieu dans des organes restés congestionnés, pour qu'une hémorrhagie en soit la conséquence. C'est à la même cause que nous rapportons la majeure partie des altérations organiques de l'utérus, ou tout au moins leur aggravation.

Enfin, quand tout travail vésiculaire a cessé dans les ovaires, la congestion utérine disparaît sans retour; aussi, n'ai-je jamais observé, et je ne sache pas qu'on ait jamais signalé d'exemples d'écoulement menstruel *récent*, chez des femmes dont les ovaires n'offraient que des cicatrices *anciennes* à chacun des points où des vésicules avaient existé.

Il importerait de savoir si les règles précèdent ou suivent immédiatement dans leur apparition la rupture des vésicules. Cette question restera sans doute longtemps sans solution, car le hasard seul pourra fournir l'occasion d'examiner les ovaires de plusieurs femmes mortes assez brusquement pendant la menstruation, pour que cette fonction n'ait pas été interrompue ou modifiée par la cause de la mort. Un seul cas propre à fournir quelques éléments pour cette solution s'est offert à mon observation; d'après ce fait, je serais porté à penser que l'hémorrhagie menstruelle est à son plus haut point lorsqu'arrive la rupture vésiculaire (1). Ainsi, la congestion utérine suivrait dans son développement une marche progressive, analogue à celle du travail spécial de l'ovaire; elle diminuerait en même temps que la rupture et l'affaissement de la vésicule s'effectueraient, et le sang des derniers jours des règles ne proviendrait que d'un dégorgement passif, comme est celui qui constitue les lochies. Je n'ai pas besoin d'ajouter qu'un seul fait peut à peine autoriser les présomptions que je viens d'émettre, et que ce point intéressant de l'histoire physiologique de la menstruation demande d'autres preuves et une démonstration plus rigoureuse.

Les faits que je rapporte dans ce Mémoire prouvent évidemment d'ailleurs que le nombre des cicatrices vésiculaires concordent parfaitement par leurs caractères avec celui des époques menstruelles; on en voit des exemples dans les figures 7 de la planche III, et 1 de la planche IV. Les débris vésiculaires y sont échelonnés

(1) Le docteur Ollivier (d'Angers) m'a communiqué deux faits qui confirment pleinement mon opinion. Sur deux femmes qui s'étaient suicidées pendant qu'elles avaient leurs règles (l'une et l'autre s'étaient empoisonnées avec de l'arsenic, et la mort avait eu lieu très rapidement), il a observé sur l'un des ovaires de chacune d'elles une rupture vésiculaire saignante, et au fond de la déchirure il y avait un petit caillot mou et récent. Il ne put savoir depuis combien de jours chacune d'elles était réglée, quand le suicide eut lieu.

avec tant de régularité, qu'ils permettent d'apprécier ce que dans un mois ils ont perdu de volume. C'est d'après des faits semblables que j'ai pu calculer que cinq à six mois suffisent pour réduire les débris les plus volumineux à la grosseur d'un pépin de raisin, et qu'après deux années il ne reste souvent à leur place qu'une teinte bleuâtre qui va s'effaçant de plus en plus; quant aux cicatrices, elles persistent plus longtemps, et finissent par se confondre les unes avec les autres, et ne plus former que de légers sillons.

E. *Quelques observations sur les rapports de l'ovule avec la vésicule ovarique.*

Je n'ai pas jusqu'à présent parlé des rapports de l'ovule avec la vésicule, parce que cette question si importante est étrangère au sujet que je me suis proposé de traiter, et que je ne l'ai étudiée, pour ainsi dire, qu'incidemment; d'ailleurs, mes observations ne m'ont pas fourni sur cet objet des faits assez nombreux, pour que je puisse présenter ici sans quelque hésitation ce résultat de mes recherches.

J'ai dit qu'il n'y avait jamais de menstruation sans coexistence d'un travail vésiculaire ovarique; je pense aussi qu'il n'y a jamais de développement vésiculaire normal, sans l'existence d'un ovule.

L'ovule me paraît être une autre vésicule infiniment

petite, portant immédiatement le hile, ou germe. L'action vitale qui rend le germe apte à la fécondation, est sans doute aussi le stimulus qui détermine l'accroissement de la vésicule jaune, destinée à le recevoir et le nourrir. On a vu que la vésicule n'est d'abord que superposée à la granulation qui représente l'ovule; qu'elle grossit, et reçoit des matériaux probablement destinés aux perfectionnements de l'œuf. Cet œuf, ou ovule (j'emploie ces deux mots pour exprimer la même chose), ne reste pas en dehors de la vésicule; il y pénètre (1), et je pense que c'est au moment de la dilatation de celle-ci par l'afflux séreux qui déplisse sa cavité. Je ne l'y ai jamais rencontré avant cette époque; peut-être est-ce à cause de l'insuffisance de mes moyens de recherches?

En pénétrant dans la vésicule, l'ovule s'est enveloppé des tuniques de cette dernière; ce qui le prouve, c'est que le pédicule qui le soutient se compose de ces mêmes enveloppes, réunies en cordon; c'est ce que j'ai positivement reconnu, au moins pour le feuillet interne de la vésicule, qui se prolonge sur le pédicule. Ainsi, l'ovule ne serait pas réellement contenu dans la vésicule, et il arriverait alors, ce qu'on admet, quand

(1) MM. Plaage, Prévost et Dumas, et M. de Baër, l'ont vu dans son intérieur; j'en ai aussi observé un exemple. (Pl. fig. n° .)

l'œuf fécondé arrive dans l'utérus, et se coiffe de la membrane caduque.

J'admets qu'en pénétrant ainsi dans la vésicule, l'ovule s'est détaché de son réceptacle ; que libre de toute adhérence avec l'ovaire, il n'est plus retenu, à partir de cet instant, que par les feuillets vésiculaires qui l'enveloppent ; mais cette adhérence de l'ovule à l'intérieur de la vésicule devient de moins en moins résistante, à mesure que la distension des parois de celle-ci augmente, car elle rend le pédicule de l'ovule de plus en plus fragile, et sa séparation plus facile. C'est ainsi que l'ovule se détache, et est entraîné au dehors avec le liquide qui s'échappe par la déchirure vésiculaire (1).

En adoptant ces hypothèses, on devrait considérer la matière jaune comme l'aliment destiné à la vie du germe, après sa séparation ; ce serait un premier placenta, et la loge creusée dans le parenchyme ovarique serait sa première matrice. Quant aux usages du liquide séreux de la cavité vésiculaire, il serait l'analogue du liquide amniotique, et deviendrait le moyen mécanique employé par la nature pour rompre la vésicule, et entraîner l'œuf vers les organes destinés à le recevoir et à continuer sa nouvelle vie, s'il est fécondé.

(1) La trace qui marque la séparation de l'ovule de son réceptacle, serait le disque observé sur l'œuf : c'est là que s'effectue l'imprégnation, et c'est le point d'où partent les radicules du nouvel être.

Quoi qu'il en soit de l'opinion que je viens d'exposer sur les rapports primitifs de l'ovule avec son réceptacle ou sa vésicule, il est toujours un fait bien positif, c'est qu'il y a une dernière période de l'évolution vésiculaire, parfaitement distincte des périodes précédentes, qui commence avec la dilatation de la vésicule jaune, et se termine par sa rupture. C'est dans la régularité de cette évolution que réside la cause du retour périodique de la congestion utérine. J'ai observé que dans les ovaires des femmes *régulièrement menstruées*, il existe *toujours* avec une vésicule qui vient d'être rompue, une autre vésicule jaune qui n'attend plus que sa dernière évolution (1). La durée de ces évolutions doit être égale, puisqu'elles s'opèrent dans des organes d'un volume toujours égal, dont la structure est la même, dont les parois doivent opposer une égale résistance, et conséquemment se rompre avec une régularité constante. Chez la plupart des femmes, cette évolution exige, pour être complète, de vingt-huit à trente jours. Ce temps sera moindre, si l'activité des ovaires est plus grande; mais quel que soit le temps exigé, l'évolution s'effectue ainsi régulièrement en suivant cette marche, parce que tous les organes ont une composition identique.

(1) Haller a souvent observé aussi « qu'il y avait une vésicule très grosse à côté d'une vésicule jaune brisée. »

TROISIÈME PARTIE.

REMARQUES SUR QUELQUES POINTS D'ANATOMIE ET DE PHYSIOLOGIE PATHOLOGIQUES DES OVAIRES.

Mon but est d'examiner ici certaines altérations que les vésicules ovariques peuvent éprouver dans le cours de leur développement, altérations qui prouvent que les évolutions de ces organes temporaires constituent autant de phénomènes qui sont bien réels, et non le produit d'une création toute hypothétique de ma part; en second lieu, de montrer dans les ovaires les causes matérielles du plus grand nombre des suppressions menstruelles.

§ 1. *Altérations des vésicules primaires.*

Les vésicules peuvent avorter à tous les degrés de leur développement, depuis la vésicule primaire jusqu'à l'ampoule prête à se rompre; toutes aussi peuvent éprouver les influences d'un travail morbide étranger, qui modifie ou détruit leurs fonctions, en altérant leur texture; j'en citerai des exemples. Mais, avant d'entrer dans plus de détails à ce sujet, je ferai remarquer que tous les corps vésiculaires ainsi altérés, soit que leur développement ait été arrêté, ou qu'ils aient été modifiés dans leurs formes et leur organisation, ne présentent pas cet aspect de vie que conservent les vésicules dont le développement n'a été que suspendu par une cause physiologique; on en jugera par les observations que je vais rapporter. Je ne reviendrai pas sur cette remarque générale.

Les granulations miliaires, que j'ai signalées, et qui font partie du parenchyme de l'ovaire dès les premiers temps de la formation de cet organe, sont-elles aussi susceptibles de s'altérer isolément? C'est un point d'anatomie de texture sur lequel je ne pourrais émettre que des conjectures.

Les vésicules primaires avortées sont flasques; leurs enveloppes et le parenchyme voisin ne sont pas plus injectés que les autres points de l'intérieur de l'ovaire. Il est rare d'en trouver des traces, sans doute parce que l'arrêt de développement a lieu à une époque où les parois de ces vésicules sont encore minces et transparentes, et alors le travail d'absorption, qui s'effectue incessamment au sein de tous les tissus, suffit ultérieurement pour les faire disparaître complètement. Ainsi, il pourrait se faire qu'il y ait parmi les vésicules ovariques un certain nombre d'entre elles qui avortent, et qui ne laissent aucunes traces appréciables de leur existence passagère. Il n'en est pas de même quand les vésicules ont été le siège d'une altération; toujours on en retrouve des débris bien reconnaissables qui ont résisté à la résorption. Ces vésicules sont ordinairement alors transformées en véritables kystes séreux, composés de trois enveloppes, en y comprenant la membrane de la loge qui les contient (1). Ces kystes sont fermes, solides, d'un blanc qui rappelle celui du tissu de la sclérotique (2). Ils contiennent un liquide d'une teinte légèrement opaline. Ce sont les kystes *hydrophoriques* de Mme Boivin. Ils s'accroissent avec lenteur; peu atteignent de grandes dimensions; tant qu'ils n'ont pas le volume d'une noix, leurs parois semblent s'épaissir en raison directe du développement de la vésicule; mais lorsque la tumeur est parvenue au volume d'un petit œuf, elle épanouit le parenchyme de l'ovaire, qui ne peut plus alors opposer de résistance à sa dilatation progressive, et ses parois s'amincissent. Il y a cependant des exceptions à cet égard. J'ai plusieurs fois trouvé une collection séreuse ou purulente, abondante, contenue dans des vésicules dont les enveloppes

(1) Voir la note 1 de la page 87.
(2) Voir le dessin n° 3, Pl. VIII.

hypertrophiées avaient trois ou quatre lignes d'épaisseur, et étaient tapissées en dedans de plaques cartilagineuses et osseuses ; c'est la tunique interne qui subit spécialement cette transformation.

D'autres fois il arrive qu'au lieu d'augmenter, ces hydropisies locales diminuent par la résorption du liquide épanché. J'ignore quelle modification s'opère alors dans la vitalité de ces kystes ; seulement j'ai constaté que leurs parois se fronçaient et devenaient plus épaisses (1). Ces petits kystes blancs et froncés sont vraisemblablement une des sources de ces noyaux durs, d'un blanc nacré, qu'on observe assez fréquemment dans les ovaires des vieilles femmes.

L'observation m'a conduit à partager l'opinion de Béclard (2), adoptée par M. Marjolin, madame Boivin et peut-être aussi par M. Cruveilhier, qui placent la source d'une partie des hydropisies ovariques dans une des vésicules de De Graaf (3), et considèrent comme étant des acéphalocystes, ces kystes multiloculaires qui forment quelquefois des agglomérations considérables.

(1) Fig. 6, Pl. VII, lettre *a*.

(2) Ph. Béclard. (*Thèse inaugur.*)

(3) Haller dit qu'il a rencontré des vésicules celluleuses, pleines d'une humeur coagulable et semblables à des verrues. Il considère comme des hydatides, les kystes transparents qui pendent aux ovaires.

Sans rejeter cette dernière explication, je ferai remarquer que ces grappes vésiculaires peuvent aussi provenir d'une dégénérescence des vésicules, surtout quand on considère qu'on ne voit ces agglomérations de kystes que chez les femmes dont la menstruation a été longtemps suspendue, et dont l'ovaire opposé ne présentait aucune trace de fonction récente (1).

Les hydropisies des ovaires, dit-on, sont incomparablement plus fréquentes à l'époque de la cessation naturelle des règles, et coïncident avec les longs dérangements du flux menstruel (2). On conçoit en effet que cette période de la vie de la femme doive être plus féconde en troubles organiques que le début de la fonction ovarique, puisque l'énergie vitale qui préside à l'accomplissement des fonctions de la génération, s'en va déclinant incessamment.

(1) Les kystes vésiculaires fœtaux, représentés dans la planche IX, celui de la planche X, sont formés de cinq enveloppes. Deux de ces tuniques proviennent de la vésicule, la troisième est formée par la membrane de la loge du parenchyme de l'ovaire, et les deux externes sont empruntées aux enveloppes de ce dernier organe.

(2) M. Marjolin dit (KYSTE, *Dict. de Méd.*, en 21 volumes) « que chez quelques femmes, le développement de ces tumeurs » a lieu à la suite de fausses couches, ou bien après des déran- » gements du flux menstruel ». Ici, l'effet est pris pour la cause; la suppression des règles n'est qu'une conséquence.

La présence d'un seul kyste, si son volume ne dépasse pas celui d'une olive, n'entrave pas les fonctions de l'ovaire ; j'en ai recueilli un exemple, et quelques auteurs en rapportent aussi (1). Mais au delà de ce volume, et si les kystes sont multiples, ils exercent une compression qui paralyse les fonctions de cet organe.

§ II. *Altérations des vésicules à l'état de bourses grises.*

J'ai cru reconnaître une altération des vésicules parvenues à l'état de bourses grises, dans des tumeurs qui ont cette couleur, et dont la surface est mamelonnée. On les rencontre parfois près du bord libre de l'ovaire ; leur forme et leur grosseur sont très variables. Cette dernière peut égaler le bout du doigt, quelquefois ils sont beaucoup plus volumineux. Ces tumeurs paraissent formées par une agglomération de lobules plus petits qui se seraient accolés successivement, de telle sorte que les derniers réunis formeraient des saillies sur la masse générale. Ces saillies mamelonnées sont contenues dans des loges qui, comme celles des bourses grises, sont tapissées d'une membrane. Le mamelon contenu dans ces loges n'y adhère pas par sa

(1) Seymour, Mme Boivin.

partie saillante ; par son autre moitié, il est entièrement confondu avec le noyau central, sans qu'on puisse reconnaître le point où la membrane de la loge finit. La masse grise ne peut être extraite en totalité du parenchyme de l'ovaire sans déchirer ce dernier.

La matière de ces tumeurs grises est molle, onctueuse au toucher, et cependant difficile à écraser par la pression des doigts. Tels sont les caractères de cette production morbide qui me paraît formée par une réunion de bourses grises altérées. J'ajouterai que son siège dans l'ovaire est aussi celui qu'occupent les vésicules qui ont quitté la forme rudimentaire, et qu'on ne trouve ce genre de production que dans les organes des femmes nubiles que des affections graves ont depuis longtemps affaiblies.

Lorsque ces tumeurs grises sont déjà volumineuses, on trouve quelquefois à leur surface des points ramollis, semblables à de la matière encéphaloïde, et qui ont de l'analogie avec les tubercules pulmonaires à l'état caséeux.

Je ne dis rien de l'avortement simple des bourses grises, qui sans doute arrive aussi souvent que celui qui survient pendant les périodes précédentes de l'évolution des vésicules, mais je n'ai pu distinguer les traces qu'ils laissent dans l'ovaire, de celles des simples kystes séreux revenus sur eux-mêmes.

§ III. *Altérations des vésicules jaunes.*

Plus nous avançons, et plus les recherches deviennent faciles et leurs résultats certains, car les vésicules acquièrent assez de volume pour qu'il soit possible de bien reconnaître les altérations qu'elles subissent. Ainsi, pour les vésicules jaunes, j'en ai distingué trois espèces : la première consiste dans leur avortement, sans autre suite que la simple résorption des débris de l'organe ; la seconde est l'inflammation et la suppuration de la vésicule ; la troisième comprend les dégénérescences des enveloppes vésiculaires, leur hypertrophie et les altérations de la matière jaune.

A. *Avortement de la vésicule.*

Il n'est pas rare de rencontrer dans les ovaires des restes de vésicules jaunes qui ne se sont pas développées entièrement. Ces traces se conservent longtemps, et je crois que cette circonstance tient à ce que la matière jaune est restée enveloppée dans les feuillets de la vésicule; ici, il n'y a eu ni déchirure de ces enveloppes, ni la petite hémorrhagie qui accompagne la dernière évolution de la vésicule ovarique. Les débris des vésicules jaunes avortées offrent cela de particulier qu'ils ne contiennent jamais de caillot central, et qu'ils n'ont pas de relation directe avec une des cicatrices extérieures. La présence de ces débris ne détermine pas ordinairement de travail inflammatoire. Ils sont détruits successivement par un travail de résorption. Ainsi, le liquide séreux disparaît le premier, et les parois de la vésicule reviennent sur elles-mêmes ; mais, cette fois, avec cette différence qui les fait reconnaître des vésicules actives non dilatées, parce que ces dernières sont entièrement froncées, à plus petits mamelons, et que les autres n'offrent que deux ou trois sillons. Dans ces derniers, la matière jaune est plus pâle, et n'a plus son aspect velouté. Après la disparition du liquide, la vésicule est aplatie comme si elle avait été soumise à une forte compression; dans la vieillesse, elle ne forme plus qu'un petit noyau crétacé ou briqueté (1).

B. *Suppuration.*

Bien que le plus grand nombre des avortements des vésicules arrivées à tout leur développement ne détermine pas ordinairement d'accidents graves. Cependant, ils peuvent devenir la cause d'une ovarite suppurée, ainsi que l'observation suivante en présente un exemple.

(1) Voir les dessins, pl. VI, fig. 4, lettre *b*; pl. VII, fig. 6, lettre *b*.

DIX-SEPTIÈME FAIT. *Abcès développé dans une vésicule ovarique, distension et rupture de la tumeur; péritonite mortelle produite par l'épanchement du pus dans l'abdomen.*

Une femme de vingt-trois ans, grande et forte, menstruée régulièrement pendant plusieurs années, entra à l'hôpital Saint-Jean, avec les symptômes d'une péritonite. Ses règles étaient suspendues depuis plusieurs mois. On n'obtint de la malade aucuns renseignements positifs, sur le début de son affection. Elle mourut le 1er mars 1835.

Nécropsie. Le péritoine contient une grande quantité de pus épais : dans le petit bassin, cette membrane séreuse est épaissie et fort injectée. L'utérus et l'ovaire droit sont à l'état normal. Il existe à la surface de l'ovaire gauche un kyste de la grosseur d'un œuf de poule. Il est déchiré largement en arrière près du col utérin. La tumeur, en s'accroissant, a dédoublé le ligament large et se trouve en contact avec le corps de la matrice. Les bords de la déchirure sont violacés (1). La poche du kyste ne contient plus qu'une ou deux cuillerées de matière semblable à celle qui est répandue dans le péritoine.

(1) Pl. XI.

Après avoir largement fendu la poche, on voit à sa face interne des sillons (1) recouverts d'une membrane fine et solide. Leur coloration est d'un gris blanc, et la membrane est parcourue de quelques vaisseaux sanguins. L'ensemble de cette cavité, à l'exception de son volume et de sa couleur, rappelle toutes les formes de l'intérieur d'une vésicule jaune distendue. La tumeur a tellement épanoui le parenchyme ovarique, que c'est à peine s'il forme un relief sensible sur l'un des côtés du kyste. Dans divers points, au milieu des sillons, on observe des taches noires formées par du sang épanché en dehors de la membrane. Ces taches ont tous les caractères des caillots sanguins vésiculaires; leurs dimensions et l'intensité de leur coloration sont inégales (2). On ne peut douter que ces traces ne soient celles des vésicules brisées avant la phlegmasie vésiculaire.

Il est facile de séparer et de distinguer les enveloppes propres du kyste de celles de l'ovaire : elles sont au nombre de trois. Leur épaisseur est considérable, sauf l'interne, qui est mince et opaline (3).

Je ne doute pas que cette maladie de l'ovaire soit autre chose qu'une inflammation suppurative d'une vésicule

(1) Pl. x.

(2) Pl. xi, lettre D.

(3) Je conserve cette pièce anatomique.

jaune dont les parois ont été distendues et déchirées par suite de l'accumulation de la matière purulente. La présence de cette dernière dans la cavité du péritoine a causé la mort. Dans ce cas, il a été impossible de constater quelle avait été la série des symptômes qui avaient précédé la rupture du kyste, la malade n'étant entrée à l'hôpital que lorsque la péritonite, suite de cette rupture, était déjà très manifeste.

Je pense avec madame Boivin, qu'il est possible de reconnaître cette phlegmasie à son début (j'en donnerai un exemple à la fin de ce chapitre *Voy*. le fait 19e).Quant à l'explication de cette forme d'ovarite, je ne diffère d'opinion avec cet auteur qu'en ce que je localise le point de départ de l'inflammation. Comme madame Boivin, je pense que cette affection est moins rare qu'on ne le croit, et que le plus souvent elle est méconnue.

Il est probable que la suppuration n'est pas le seul mode de terminaison des inflammations vésiculaires; il y a lieu de croire que cette phlegmasie peut aussi se terminer par résolution, induration, gangrène, etc. C'est aussi l'opinion de madame Boivin; mais je n'en ai observé aucun exemple.

C. *Hypercrinie de matière jaune.*

Un autre genre d'altération des vésicules ovariques, est celui qui consiste dans une accumulation, quelquefois très considérable, de la matière jaune dont l'apparition constitue la dernière période des évolutions normales des vésicules. Le premier effet de cette accumulation est de produire l'écartement des deux tuniques vésiculaires, puis la distension des parois de l'organe. Les circonvolutions de la surface interne de la vésicule, sont d'abord effacées; plus tard, la tunique interne se rompt, la matière jaune envahit la cavité de la vésicule, et la tumeur alors ne forme qu'une masse sphéroïdale, de matière jaune homogène. Dans tous les ouvrages qui traitent de l'anatomie pathologique des ovaires, on trouve des exemples de ce genre de tumeur; madame Boivin a donné plusieurs figures de cette altération.

Il est évident que la matière nouvelle est de la même nature que celle qu'on observe dans les vésicules normales; car, dans les plus petites tumeurs, on peut encore trouver les deux tuniques concentriques de la vésicule, écartées seulement par la matière jaune; et, si on enlève toute la tumeur de la loge du parenchyme, cette loge quoique dilatée, conserve encore assez des caractères de son état normal, pour qu'il ne puisse y avoir de doute à cet égard. Toutefois, à mesure que la matière jaune du kyste devient plus abondante, elle perd de sa ressemblance avec la pulpe jaune normale; ainsi, elle acquiert la couleur du beurre frais en même temps que la consistance et tout l'aspect du mastic des vitriers, lorsqu'il est mou (1).

Je viens de dire que l'accumulation de la matière jaune détruisait promptement les rapports des tuniques membraneuses des vésicules; on a vu qu'il en était tout autrement quand la vésicule devient le siège d'un abcès, car on peut retrouver toutes les circonvolutions qui existent ordinairement à sa face interne, quoique la cavité vésiculaire ait été plus que décuplée de capacité. La cause de cette différence tient à ce que, dans le cas où l'inflammation des tuniques de la vésicule se termine par suppuration, le pus s'est accumulé dans la cavité même de la vésicule, et que la pression des circonvolutions s'est effectuée de dedans en dehors, de façon à les aplatir seulement; tandis que la matière jaune qui se dépose entre les deux tuniques, au milieu des filaments qui donnent la forme aux

(1) La matière butyreuse des kystes ovariques a la plus grande analogie avec l'enduit sébacé du corps des nouveaux nés. Sa présence seule peut caractériser la nature et la source de ces kystes.

sillons, déchire les uns, efface les autres, et finit par détruire complètement la membrane interne, et remplir la cavité de la vésicule.

Les amas de matière jaune ne s'observent pas seulement dans les ovaires, ou sous leurs enveloppes; on en trouve aussi dans les trompes; l'ouvrage de madame Boivin en offre des exemples; j'en ai fait dessiner un un assez remarquable. (Pl. VIII, fig. 1.)

Quand la matière jaune est ainsi amassée dans la trompe, j'ai toujours remarqué que le pavillon de cette dernière adhérait complètement à l'ovaire. Dans l'ouvrage de madame Boivin, il n'est pas fait mention de ce fait auquel j'attache de l'importance, car il sert à expliquer la présence, dans ce lieu, d'une matière exclusivement formée dans les vésicules ovariques. Comment, en effet, concevoir le dépôt d'une aussi grande quantité de matière jaune sans cette adhérence permanente; à moins qu'on ne veuille admettre que l'organe sécréteur de cette matière y ait été transporté avec un ovule, dont les enveloppes extérieures semblent formées aux dépens de celles de la vésicule; mais il faudrait encore supposer : 1° la greffe de cet ovule non fécondé; 2° la dégénérescence de ses membranes; et 3° enfin, son avortement.

La matière jaune enkystée ne se rencontre jamais

dans les organes des enfants très jeunes, circonstance qui vient appuyer cette opinion, qu'il faut un travail vésiculaire complet pour produire cette substance particulière.

Ainsi, comme on le voit, l'anatomie pathologique de l'ovaire présente une série d'états morbides particuliers, qui ne sont qu'une exagération de chacun des états successifs qui caractérisent les diverses périodes du développement des vésicules. Ces mutations spontanées, ou phases de l'accroissement des vésicules ovariques, méconnues par Haller (1), sont autant de phénomènes incontestables dont une observation attentive peut constater la réalité.

§ IV. *De la grossesse ovarique.*

Il me reste à parler des maladies de l'ovule. Mais connaissons-nous assez ce corps à l'état normal pour apprécier les altérations qu'il peut subir? Je suis loin de le penser, et je m'abstiendrais complètement d'en parler ici, si dans le cours de ce mémoire, je n'avais déjà abordé quelques questions qui se rattachent à ce sujet difficile. Ce sera donc avec la réserve que comporte

(1) Ainsi que je l'ai dit, Haller pense que les corps ou vésicules jaunes, naissent spontanément, et seulement à l'occasion du coït, lorsque la femme est nubile.

un semblable sujet que je hasarderai quelques opinions sur les gestations ovariques, que je considère comme un résultat d'une altération de l'œuf.

Mon but n'est pas de faire l'histoire des grossesses extra-utérines, et d'examiner les interprétations si diverses auxquelles ont donné lieu les différents tissus vivants trouvés dans les kystes ovariques. Je me bornerai à présenter les faits qui me sont propres, en les considérant dans les rapports qu'ils peuvent offrir avec l'opinion à laquelle mes recherches m'ont conduit.

Et d'abord, j'établis en principe que la grossesse ovarique n'existe que parce que le lien qui maintenait l'ovule dans la vésicule, ne s'est pas rompu lorsque cette dernière s'est brisée; l'ovule fécondé reste ainsi adhérent à son enveloppe vésiculaire; il n'est pas entraîné avec le flot du liquide qui l'entourait. Cette opinion, comme on le verra, est bien plus plausible que celle de Bianchi, qui suppose le développement d'une vésicule près du bord adhérent de l'ovaire, ce que nous n'avons jamais vu; en outre, d'après le système de cet auteur, la fécondation s'effectue au travers des enveloppes ovariques et vésiculaires restées intactes, et mêmes épaissies, dit-il. Au contraire, mes recherches m'ont conduit à penser que ces gestations anormales sont dues simplement à la résistance trop grande du hile ou pédicule qui supporte le germe, résistance qui peut provenir d'un état morbide des membranes vésiculaires, et le plus souvent d'une disposition particulière du sujet : je crois avoir observé un exemple de ce dernier cas. Peut-être devrait-on primordialement considérer les grossesses ovariques comme des altérations membraneuses vésiculaires; cependant l'œuf fécondé resté en place, change si promptement dans sa vitalité, sa forme et sa situation, que j'ai cru devoir en traiter comme d'une maladie de l'œuf.

DIX-HUITIÈME FAIT. — *Kyste fœtal.*

Mademoiselle L..., âgée de dix-neuf ans, bien développée, peau brune, tempérament sanguin, fut réglée pour la première fois entre quatorze et quinze ans. Depuis cet âge, jusqu'à sa mort, ses menstrues n'ont reparu que trois ou quatre fois à de longs intervalles. Cette jeune fille a succombé à une encéphalite aiguë. Elle ressentit quelquefois des atteintes légères d'hystérie; mais plus souvent elle éprouva des céphalalgies intenses qui nécessitèrent plusieurs saignées du bras chaque année. A l'autopsie, nous avons reconnu que mademoiselle L. n'était plus vierge.

L'utérus est plus volumineux qu'on ne le voit chez les femmes qui n'ont pas été mères (Pl. IX, fig. 1); les tissus sont épais, congestionnés. Le museau de tanche est gros, son orifice forme une ouverture linéaire, d'un demi-pouce de longueur. Une des trompes est plus courte que l'autre, et toutes les deux se confondent avec les enveloppes de deux kystes qui ont envahi les ovaires.

L'ovaire droit s'est enfoncé en arrière et à droite de l'utérus; il est resté fixé dans le cul-de-sac péritonéal postérieur. Il adhère surtout à l'utérus par de fortes brides (1). Cet ovaire est globuleux; sa surface, largement bosselée, est d'un gris bleuâtre, et consiste en une tumeur formée d'un kyste à parois minces (2). A ce kyste est accolé un corps charnu qui embrasse la tumeur, comme le calice d'un gland contient ce fruit. Cette portion, qui a quatre à cinq lignes d'épaisseur, constitue les restes du parenchyme de l'ovaire.

La poche du kyste a été fendue largement; il s'en est écoulé un liquide rougeâtre équivalant à une demi-cuillerée. Les parois de ce sac sont formées de plusieurs membranes; la plus intérieure est blanche, épaisse, cartilagineuse, et présente des aspérités osseuses qui la rendent rude au toucher, et comme chagrinée. L'enveloppe la plus externe est une continuation

(1) Pl. IX, fig. 1, lettre *c*. Le cordon qui, dans ce dessin, s'étend de l'ovaire à la corne de l'utérus, représente la trompe. Le ligament de l'ovaire a été coupé trop près de l'organe; il en est de même pour l'autre ovaire.

(2) Même figure, lettre *d*.

du péritoine, augmenté d'épaisseur en ce point. J'ai cru reconnaître entre ces deux enveloppes deux autres tuniques souvent adhérentes avec celles qui les touchent. (Pl. IX, fig. 3.) Le kyste contient un corps globuleux oblong, du volume d'une grosse noix. Cette masse charnue et cartilagineuse imite, en petit, les formes du bassin d'un fœtus dont on aurait retranché les cuisses aux articulations coxo-fémorales, et le tronc au dessus du sacrum. Cette imitation est assez exacte pour qu'on y reconnaisse les deux mamelons des fesses séparés par un sillon large, au centre duquel se trouve l'ouverture d'un canal sans issue, ayant quatre lignes de profondeur.

Il naît du pourtour de cette ouverture, un pédicule membraneux qui lie la masse charnue à la tunique interne du kyste. Ce pédicule a huit lignes de longueur ; il est formé de deux membranes appliquées l'une sur l'autre. La plus externe se continuant avec l'enveloppe interne du kyste, se répand sur la masse charnue qu'elle recouvre ; la membrane interne du pédicule naît de l'épaisseur des parois du kyste, et se continue dans le petit canal sans issue dont elle tapisse l'intérieur.

Les enveloppes de la masse charnue sont de deux sortes : d'un côté, c'est de la peau, munie d'épiderme, qui recouvre les deux mamelons indiqués, et la partie voisine, que nous appellerons lombaire ; tandis que de l'autre, c'est une membrane fibreuse, mince, lisse, qui recouvre les surfaces latérales de cette masse fœtale.

On remarque aux deux côtés du sillon dont j'ai parlé plus haut, deux rangées parallèles de poils, distantes l'une de l'autre de huit lignes (Pl. IX, fig. 3, lettre *g*). Ces poils, de couleur blonde, longs d'un pouce, sont pourvus de bulbes insérés dans l'épaisseur du derme; ils rappellent par leur situation les poils qui garnissent les bords des grandes lèvres.

Au centre de l'un des deux espaces latéraux du corps charnu où manque la peau, on trouve un mamelon cartilagineux arrondi et mobile, de la grosseur d'un pois (planche IX, fig. 3, lettre *h*); il aide aussi, lui, à la ressemblance générale, car il représente l'os de la cuisse dont il serait un rudiment. Il n'existe pas de cartilage aussi bien marqué au côté opposé; seulement le point central est plus dur que les tissus environnants.

La portion de peau, que nous avons appelée lombaire, se recourbe sur elle-même, au point où manque le rachis; puis elle se prolonge, mais en se transformant en membrane lisse, et se confond avec la peau qui porte les deux rangées de poils.

La coloration générale de la peau de cette production fœtale, diffère peu de celle qui est propre à ce tégument. Sur le dessin, elle est plus foncée; cette teinte est due au contact prolongé de l'air, et à l'immersion de la masse dans l'alcool.

Outre cette masse charnue et le liquide qui l'environnait, le kyste contenait encore des flocons de matière butyreuse ayant la consistance et à peu près l'odeur de l'enduit caséeux des nouveaux nés (Pl. IX, lettre *e*). La portion qui sert de réceptacle au kyste, et que j'ai considérée comme formée par un reste du parenchyme de l'ovaire, n'offre à son intérieur aucune trace de corps vésiculaires, ce qui, au reste, coïncide avec l'absence habituelle de la menstruation chez Mlle L.....

L'ovaire gauche (pl. IX, fig. 1, lettre *f*) ne présente pas des objets moins intéressants à examiner. Cet organe est resté dans sa situation normale. La trompe, comme nous l'avons dit, se confond avec lui, et contribue à former une masse aussi volumineuse que celle de l'autre ovaire, mais d'une forme différente; elle est plus allongée et donne naissance, par un de ses côtés, à un second kyste, mobile, de couleur bleuâtre; le reste de la tumeur est d'un gris jaunâtre. On s'aperçut en ouvrant le kyste, qu'il formait deux cavités, de capacité inégale, communiquant par une ouverture étroite. La tumeur bleuâtre ne contenait que du liquide. Ses parois se sont affaissées complètement aussitôt après avoir été incisées. L'autre cavité contenait une masse considérable de matière jaune en contact avec les replis nombreux d'une poche vide (fig. 2, pl. IX). Cette poche adhère, ou plutôt se continue avec les enveloppes intérieures du kyste, au moyen d'un pédicule large et plus que demi-circulaire, qui part du pourtour du canal de jonction des deux cavités. La portion de l'orifice du canal, qui ne se continue pas avec le pédicule, n'a pas toujours été libre; on y voit deux caroncules qui indiquent que les membranes qui forment le pédicule en portaient aussi, et qu'il était tubulé. Ces deux caroncules ou mamelons sont durs; l'un d'eux est cartilagineux à son centre.

Au travers d'un anneau formé dans les replis de la poche vide, passe une mèche formée d'une centaine de cheveux blonds, longs de quatre pouces. Une des extrémités de cette mèche passe dans le second kyste par le canal de communication. Ces cheveux sont munis de bulbes à l'autre extrémité; ils sont implantés dans l'épaisseur des membranes du sac plissé. Le grand kyste contient, en outre, un gros flocon de cheveux libres et mêlés; ils ont la même couleur que ceux qui sont adhérents, mais ils sont plus longs; presque tous ces cheveux n'ont pas de bulbes; leur masse est enduite de la matière jaune, qui est bien plus abondante que dans le kyste du côté opposé. La tunique interne du kyste, qui ne contient qu'une poche, présente plusieurs plaques osseuses. (Planche IX, fig. 4, lettres *a*, *b*.)

Je considère cette observation comme un exemple d'une double grossesse ovarique, et cette coïncidence ne peut que confirmer cette opinion, que ces deux grossesse sont dues à une résistance trop grande du pédicule de l'ovule fécondé dans les deux ovaires, condition organique propre au sujet, et qui, par cette raison, devait être commune aux deux ovaires.

On m'objectera sans doute que je nie la possibilité de la fécondation du germe au travers des membranes ovariques (1), et que j'admets cependant cette imprégnation, quoique l'ovule soit encore contenu dans son calice (2). Mais je ferai remarquer que la ténuité des membranes vésiculaires qui enveloppent l'ovule est extrême, et telle, que sur l'ovule trouvé chez la fille Cécile, ce corps échappa par sa transparence à mes premières recherches ; tandis que suivant l'opinion de Bianchi, il faut admettre que l'imprégnation peut s'effectuer au travers de sept enveloppes (3), dont les

(1) Opinion de Bianchi.

(2) Enveloppes empruntées de la vésicule, et formant le pédicule.

(3) Enveloppe péritonéale et coque propre de l'ovaire ; loge

cinq couches extérieures sont plus épaisses chacune que les membranes qui entourent immédiatement l'ovule. La fécondation, selon moi, s'opèrerait alors à l'instar de l'oxigénation du sang dans le poumon, où l'air cède son oxigène à ce liquide, sans que celui-ci pénètre dans les ramuscules bronchiques; en sorte que c'est bien évidemment au travers des parois ténues des canaux aériens, que le sang veineux se trouve revivifié par l'action de l'oxigène.

Quoiqu'au premier abord les parties vivantes contenues dans chacun des kystes paraissent dissemblables, cependant il existe entre elles des similitudes importantes à noter. La plus remarquable est le pédicule qui supportait l'une et l'autre, qui était formé d'un pareil nombre de membranes concentriques. Ce pédicule tubulé dans l'un des kystes, formait encore dans l'autre les deux tiers de la circonférence d'une tige canaliculée. La membrane interne de l'un et l'autre kystes, forme le feuillet extérieur du pédicule, et cette même enveloppe se continue sur le corps charnu pour constituer son épiderme; dans l'autre kyste, cette membrane interne se confondait avec le sac plissé dont elle formait la membrane la plus externe. Au pédicule du

de la vésicule, deux feuillets contenant la matière jaune, enfin deux feuillets réfléchis sur l'ovule.

corps charnu, la tunique interne se continue avec la peau de ce corps, et dans l'autre kyste cette tunique interne du pédicule forme la membrane interne de la poche plissée. Le feuillet intérieur des deux pédicules se perd dans les parois du kyste.

Les deux feuillets des pédicules, en se prolongeant sur le corps charnu, y constituaient la peau et l'épiderme; dans l'autre ovaire, les deux membranes du sac plissé avaient tout à fait l'aspect des deux feuillets de la vésicule rentrés sur eux-mêmes, lorsque l'ovule s'en est enveloppé : à la vérité, dans l'un, les téguments du corps charnu recouvraient des tissus de diverse nature, tandis que le sac de l'autre kyste ne contenait plus que deux points cartilagineux et des poils.

Quoi qu'il en soit de cette dernière différence, les autres points d'analogie sont tellement frappants, qu'on peut établir avec toute certitude que les deux masses organisées contenues dans l'un et l'autre ovaires, avaient une même origine, étaient de même nature, et qu'ils différaient entre eux seulement par leurs formes; dans l'un, le produit fœtal est composé d'éléments plus nombreux et formé plus récemment; dans l'autre, l'imprégnation, bien antérieure, a été suivie d'un avortement de l'ovule fécondé, dont il ne reste que deux points qui ont été réfractaires à l'absorption; et comme le pédicule de ces produits fœtaux était le seul point par lequel ils recevaient les matériaux de leur nutrition, on voit que la somme du développement a été plus considérable chez celui dont le pédicule est le plus complet.

J'ai pensé que ces deux conceptions avaient eu lieu à des époques éloignées l'une de l'autre, non pas tant à cause de la destruction déjà très avancée des parties contenues dans l'un des kystes, que d'après la longueur considérable des cheveux encore implantés et vivants, dans les téguments du sac vide, tandis que ceux du corps charnu avaient à peine la moitié de cette longueur. Je n'essaierai point d'ailleurs d'expliquer comment il se fait que des corps sans formes régulières, sans circulation qui leur soit propre, puissent recevoir une vie assez active pour produire des poils de six pouces de longueur, et pour développer le germe des dents qu'on y trouve quelquefois (1).

(1) A la vérité, les recherches de plusieurs physiologistes concourent à établir que les poils et les dents sont de simples produits de sécrétion, en sorte qu'on peut concevoir qu'ils puissent acquérir assez rapidement des dimensions et un volume souvent très notable, sous l'influence de la sécrétion morbide plus ou moins active qui leur donne naissance. Les faits rapportés par J.-F. Meckel, les observations de MM. Oudet et de Blainville, viennent à l'appui de cette opinion qui a été développée et soutenue par le docteur Ollivier (d'Angers), dans un rapport qu'il fit à l'Académie royale de médecine, sur un cas de

Quant aux kystes contenant des corps charnus, pileux, osseux même, trouvés dans des régions du corps où les ovules fécondés et tombés de la trompe ne pourraient parvenir, et ceux que des enfants impubères portaient dans la poitrine, l'abdomen ou les lombes (1), je les range dans les monstruosités par inclusion résultant de la gémellation de deux ovules fécondés en même temps. Les accolements réuniraient deux œufs dans la même vésicule, et par conséquent les deux embryons seraient enveloppés par les téguments d'un seul (2). L'un des deux êtres, après la naissance, constituerait, pour ainsi dire, un kyste vivant transmettant aux débris du corps de son frère les matériaux né-

développement accidentel de dents et de poils dans le testicule d'un enfant (*Mémoires de l'Académie royale de médecine*, t. III, page 480).

(1) Il est à remarquer que ces kystes se rencontrent presque toujours aux environs de la colonne épinière, premier rudiment de l'embryon, ce qui viendrait plus à l'appui de l'opinion de l'accolement des deux germes dès leur principe, et serait moins favorable à l'explication de l'inclusion d'un des fœtus par son frère, alors que le ventre de ce dernier n'est pas encore clos. (AD. LACHÈSE, *Thèse inaugur*. Paris, 1823.)

(2) Suivant Fattori, le germe du fœtus contenant et celui du fœtus contenu, sont, avant la conception, placés dans un seul œuf qui s'est développé après la fécondation. (*De feti che racchiudono feti*, p. 41.)

cessaires à leur vie végétative (1). On peut remarquer, comme je l'ai déjà dit, que dans les cas d'inclusion, on rencontre généralement des lambeaux de peau ou des parties qui en sont une continuation, et pouvant recevoir leur vie des vaisseaux de cette membrane.

Si je m'en rapportais à mes seules recherches, je dirais que les grossesses ovariques vésiculaires sont plus fréquentes qu'on ne le pense généralement. Elles sont beaucoup moins rares que les grossesses tubaires et péritonéales. Le plus grand nombre de ces fécondations ovariques avortent de bonne heure et longtemps avant d'avoir atteint le développement dont l'observation qui précède a fourni un exemple, et sans causer d'autre accident qu'une suspension du flux menstruel dont la durée doit être en rapport avec la période de développement du produit fœtal.

Je ne pense pas qu'il soit possible d'établir le diagnostic de ces avortements.

Beaucoup d'exemples cités par les auteurs nous ap-

(1) Cette opinion exprimée par Chaussier et M. Adelon (*Dict. des sciences méd.*, tome xxxiv, page 169), avait été déjà émise par Haller ; elle est bien plus rationnelle que celle de Baillie et de Meckel, qui admettent ces développements sans conception. L'opinion d'Otto me paraît plus insoutenable encore (Sperme fécondant deux générations).

prennent que ces grossesses extrà-utérines se terminent souvent d'une manière funeste. La décomposition du produit de la conception devient la source de vastes abcès qui se font jour dans le tube intestinal (c'est le cas le plus fréquent), dans les cavités de la vessie, de la matrice; à la surface de l'abdomen, aux aines, au périnée. L'individu peut alors échapper à la mort qui devient presque inévitable, quand, au contraire, les matières contenues dans le kyste s'épanchent dans le péritoine.

J'ai rapporté plus haut un exemple de cette terminaison funeste. Je vais donner ici une observation qu'on peut ajouter au nombre des cas dont l'issue est favorable : le kyste ovarique s'est ouvert dans le rectum.

DIX-NEUVIÈME FAIT.

Alb.., fille de dix-neuf ans, grande et assez forte, fut réglée vers l'âge de quatorze ans ; ses menstrues continuèrent avec régularité jusqu'au mois d'avril 1836.

Cette fille a beaucoup usé du coït depuis deux ans. Elle avait contracté une blennorrhagie au mois de novembre de l'année précédente, et cet écoulement n'était pas encore disparu, lorsqu'elle s'exposa à de nouvelles approches pendant que ses règles coulaient encore. Deux jours après, pendant l'acte vénérien, la fille

Alb.. éprouve une frayeur subite causée par un grand bruit dans l'appartement voisin. C'est à partir de ce jour, dit la malade, qu'elle a commencé à ressentir une douleur sourde dans la partie la plus profonde du vagin. Le dix mai suivant, première époque normale de ses règles, elle ressentit une nouvelle douleur bien plus vive que la première, qui ne s'était pas effacée pendant ce mois. Le siège de la nouvelle douleur était plus à droite que celui de la première ; elle s'irradiait dans tout le bassin. Le lendemain elle gagna tout l'abdomen, et détermina une fièvre violente. Le ventre n'était pas gonflé ; les muscles de ses parois étaient contractés, la plus légère pression vers la région inguinale droite était intolérable.

Le médecin qui fut appelé prescrivit des demi-bains, des cataplasmes laudanisés. Ces moyens ne produisirent aucun soulagement. C'est alors que je vis la malade.

Prescription : Saignée du bras, une livre ; trente sangsues sur le point douloureux ; continuation des topiques émollients. Le même nombre de sangsues fut réappliqué le lendemain au même point, la douleur ayant persisté. Ces moyens ramenèrent la santé générale sans cependant faire disparaître la sensibilité locale, qu'une pression, même légère, rendait assez pénible.

La malade se crut guérie ; elle cessa pendant trois mois de se présenter à notre consultation, et ne serait pas même revenue au bout de ce temps, si elle n'avait été effrayée du relief que formait une tumeur développée au côté droit de l'hypogastre. Le toucher vaginal n'éclaira en rien le diagnostic. La tumeur augmenta peu à peu de volume jusqu'au 15 octobre. A cette époque la malade ressentit de nouvelles douleurs qui se propageaient vers la colonne épinière, et causaient parfois des secousses nerveuses, brusques, extrêmement pénibles. Les digestions n'étaient pas encore dérangées. Le 5 novembre, après une journée d'angoisses, la malade fut prise dans la nuit d'un écoulement abondant de matières puriformes par l'anus. Cet écoulement a continué chaque jour pendant quatre mois. Dans le premier mois, les matières coulaient sans provocation, c'est à dire sans que la malade fût à la garde-robe. Elles consistaient en petits flocons charnus et de tissu cellulaire, macérés, nageant dans du pus grisâtre. Cette matière causa d'abord une irritation considérable de la muqueuse rectale, qui fut suivie d'une diarrhée pendant vingt jours. Après ce temps, la matière de l'abcès ne coulait qu'au moment des selles, qu'elle précédait immédiatement.

Le 15 avril 1837, c'est à dire presque une année après les premiers accidents, la tumeur du bassin est affaissée, elle n'a plus que la grosseur d'un œuf, elle est presque indolore. La santé de la malade est assez bonne, sans cependant que la menstruation, suspendue depuis un an, se soit rétablie.

J'ai rangé cette observation au nombre des grossesses ovariques vésiculaires, non pas tant à cause des circonstances particulières qui en ont marqué le début (1), que parce que les matières expulsées contenaient des fragments de membrane et de tissu cellulaire qu'on ne trouve pas dans les foyers des abcès ordinaires.

Mon but, ainsi que je l'ai dit au commencement de ce chapitre, n'a pas été de tracer ici une histoire de toutes les altérations dont l'ovaire peut être le siège. J'ai voulu seulement montrer que l'anatomie normale trouvait un appui dans l'anatomie pathologique, et que cette dernière confirmait ce que la première m'avait fait d'abord découvrir. Ce n'est donc qu'accessoirement que je terminerai mes remarques sur ce sujet, en disant quelques mots d'un état pathologique de l'ovaire que j'ai eu l'occasion d'observer plusieurs fois.

Il consiste dans une congestion intense et profonde, une apoplexie sans déchirure, du réseau vasculaire

(1) Signalées par Swédiaur.

ovarique (1) : la planche VIII en offre des exemples.

Cet engorgement sanguin rend les ovaires globuleux, durs au toucher ; leur couleur est alors bleuâtre. Cette teinte est aussi partagée par les ligaments larges et les trompes, mais à un moindre degré d'intensité. Lorsqu'on ouvre ces ovaires, il s'en écoule beaucoup de sang, et cependant le tissu parenchymateux reste encore d'un rouge-noir. On y distingue avec peine quelques vésicules à un degré quelquefois avancé; elles participent à la coloration générale. Le volume et la teinte des organes dont je donne les dessins, offrent un terme moyen, et pour l'un et pour l'autre; ainsi, j'ai trouvé des ovaires injectés et moins gros que ceux que j'ai fait représenter : ce sont spécialement les ovaires les moins volumineux alors dans lesquels j'ai vu des vésicules; j'en ai observé de plus volumineux et de plus engorgés, mais sans traces d'organes ovulaires. Plus rarement les deux ovaires participaient à la fois à la congestion.

Toutes les femmes auxquelles avaient appartenu ces ovaires avaient éprouvé des symptômes hystériques bien évidents. Ces faits m'ont conduit à cette opinion, que la source des névroses sympathiques du trisplanchnique et du système cérébro-spinal, auxquelles on donne la

(1) Pl. VII, fig. 4 et 5.

dénomination générale d'*hystérie*, ne dérive pas d'une affection nerveuse de l'utérus, comme le pensent certains auteurs (1), ou d'une phlegmasie chronique de cet organe (2), ou d'une affection cérébelleuse (3), mais de la distension forcée des enveloppes de l'ovaire, d'où résulte la compression des nerfs de cet organe, et par suite, toutes les irradiations douloureuses qui s'étendent aux plexus nerveux de la vie organique et vers le cerveau. En un mot, n'y aurait-il pas ici des phénomènes d'étranglement analogues à ceux que produit la tuméfaction de certains tissus qu'enveloppe une membrane fibreuse inextensible?

Résumé des faits exposés dans ce chapitre.

Les conclusions suivantes me paraissent être autant de déductions naturelles des recherches et des observations qui précèdent.

1° Les vésicules ovariques sont susceptibles d'éprouver des altérations qui, loin d'empêcher de reconnaître ces organes, concourent, au contraire, à démontrer la réalité des diverses phases de leur évolution.

(1) Pinel, Louyer-Villermay.
(2) Pujol.
(3) Georget.

2° Les altérations des organes vésiculaires sont incomparablement plus fréquentes que celles du parenchyme de l'ovaire, et sous cette dernière dénomination j'entends parler du tissu fibro-celluleux et vasculaire qui constitue la masse principale de cet organe.

3° Les altérations des vésicules ovariques ont une cause prochaine commune, qui consiste dans un arrêt de développement ; ce dernier est complet ou partiel.

4° Cette suspension de l'évolution vésiculaire peut déterminer un véritable avortement des vésicules à tous les degrés de leurs transformations.

5° Les conséquences de l'avortement complet ou partiel présentent des différences très grandes sous le rapport de leur gravité.

6° Le plus ordinairement, l'avortement complet des ovules et de leurs vésicules ne cause pas d'accidents qui puissent compromettre la vie, et les débris de l'organe disparaissent plus ou moins complètement par la résorption.

7° L'avortement complet peut être l'occasion d'une inflammation avec suppuration, qui entraîne des conséquences graves.

8° L'avortement partiel, c'est à dire l'arrêt de développement d'une des parties constituantes d'une vésicule ovarique, détermine une altération plus ou moins profonde dans les fonctions des autres parties de cet organe, et un changement dans leurs rapports réciproques.

9° L'avortement incomplet qui a lieu quand les organes vésiculaires ne sont encore qu'à l'état de vésicule primaire, paraît être la cause de la plupart des hydropisies enkystées de l'ovaire.

10° Ces mêmes avortements partiels, lorsque les vésicules sont à l'état de bourses grises, sembleraient être l'origine des masses fibreuses, squirrheuses et encéphaloïdes des ovaires.

11° L'avortement partiel des organes vésiculaires quand ils sont à l'état de vésicules *jaunes*, est la source des tumeurs enkystées de l'ovaire, qui contiennent une matière d'apparence butyreuse.

12° Enfin, c'est à des cas de fécondation sans séparation de l'ovule de sa vésicule qu'il faut attribuer l'origine de ces productions fœtales qu'on trouve dans l'ovaire, où elles se développent sous l'influence des adhérences vasculaires qui s'établissent entre elles et les membranes qui les renferment.

EXPLICATION DES PLANCHES.

PLANCHE Ire.

Fig. 1re. Ovaires d'une fille qui vient de naître; ces organes ont été fendus dans leur longueur.

Fig. 2. Intérieur des ovaires à la naissance.

Fig. 3. Ovaire d'un enfant de deux ans vu intérieurement.

a. Granulation miliaire.

b. Vésicule ouverte entourée de son aréole blanche.

Fig. 4. Intérieur d'un ovaire à trois ans.

a. Granulation.

Fig. 5. Intérieur d'un ovaire à trois ans vu par la face postérieure.

a. Vésicule intacte.

Fig. 6. Intérieur des ovaires à cinq ans.

a. Vésicule ouverte.

b. Vésicule non ouverte avec injection circulaire.

Fig. 7. Intérieur d'un ovaire d'une fille de douze ans non menstruée.

a. Vésicules entières.

b. Enveloppe propre de l'ovaire.

Fig. 8. Intérieur de l'ovaire d'une fille de quinze ans non menstruée.

a. Bourse pulpeuse grise reufermée dans la membrane d'enveloppe.

b. Vésicule primaire.

Fig. 9. Intérieur d'un ovaire d'une fille de douze ans non menstruée.

a. Bourse grise volumineuse dont l'enveloppe est très injectée.

b. Vésicule primaire simple.

Fig. 10. Intérieur d'un ovaire d'une fille de quinze ans non menstruée.

a. Bourse grise.

b. Bourse moins développée que la précédente.

c. Vésicule jaune à son début.

PLANCHE II.

Cette planche représente les organes génitaux internes d'une fille de vingt-trois ans, réglée à dix-sept ans, morte huit jours après une époque menstruelle.

a. Trace récente d'une déchirure des enveloppes ovariques.

PLANCHE III.

Fig. 1. Ovaire d'une fille de seize ans non menstruée.

a. Vésicule primaire entourée de son réseau vasculaire ambiant.

b. Moitié de la cavité qui contient la bourse; elle est tapissée de sa membrane.

c. Bourse grise à nu.

Fig. 2. Ovaire droit d'une fille de vingt ans, morte au cinquième mois de la gestation.

a. Bourse grise très développée.

b. Vésicule jaune brisée, enveloppée de son tissu vasculaire et imprégnée de sang.

c. Traces anciennes d'un caillot sanguin.

d. Débris d'une vésicule jaune brisée.

Fig. 3. Intérieur de l'ovaire gauche dont l'extérieur est représenté à la planche II. La cicatrice se trouve sur la face qu'on ne voit pas.

a. Moitié d'une cavité tapissée d'une membrane molle contenant la moitié d'un caillot sanguin.

b. Autre moitié du même caillot relevée pour faire voir la membrane qui tapisse la loge; elle conserve une teinte jaune quoique imprégnée de sang.

c. Traces circonscrites de caillots anciens.

d. Traces circonscrites de caillots anciens.

Fig. 4. Intérieur de l'ovaire droit dont l'extérieur est représenté à la planche II.

a. Face interne de la cicatrice marquée *a* à la planche II.

b. Extravasation sanguine, suite de la rupture vésiculaire.

c. Traces diffuses d'anciens caillots.

d. Vésicule grise se colorant en jaune.

e. Loge d'un caillot sanguin réduit.

f. Vésicule primaire.

Fig. 5. Ovaire d'une fille de vingt ans, menstruée régulièrement depuis l'âge de quatorze ans.

a. Vésicule jaune mamelonnée, non développée.

b. Cavité affaissée de la vésicule.

c. Bourse grise commençant à se colorer en jaune.

d. Traces anciennes et diffuses d'extravasation sanguine.

Fig. 6 (*non achevée*). Intérieur d'un des ovaires d'une fille de vingt-deux ans, bien réglée depuis plusieurs années. Etat de l'organe au deuxième jour de l'hémorrhagie menstruelle.

a. Vésicule jaune qui était dilatée par un liquide.

b. Petit corps gris, transparent, tenant par un filet à la membrane interne de la vésicule.

c. Vésicules primaires.

Fig. 7. Ovaire d'une fille de vingt ans, régulièrement menstruée depuis plusieurs années. Etat de l'organe au dixième jour après une époque normale des règles.

a. Caillot flottant dans une couche de liquide. La membrane de la loge est extrêmement noire.

b. Reste circonscrit d'un caillot.

PLANCHE IV.

Fig. 1. Intérieur de l'ovaire droit d'une femme de quarante ans morte quelques jours après un accouchement à terme.

a. Bourses grises.

d. Mêmes corps moins développés.

c. Vésicule jaune ascensionnelle non distendue.

b. Vésicules brisées contenant des caillots.

e. Reste de la pulpe jaune contenue entre les deux feuillets de la vésicule *c*.

Fig. 2. Faces extérieures de l'ovaire précédent.

a. Sillons formés par de vieilles cicatrices.

Fig. 3. Ovaire d'une femme de vingt-huit ans, non réglée depuis un an.

a. Matière pulpeuse blanche qui n'est pas contenue dans des membranes.

b. Matière jaune sans enveloppe ni cavité.

Fig. 4. Ovaire d'une femme nourrice depuis six mois.

a. Bourse froncée, grise, très développée, peut-être altérée.

b. Caillots réduits enveloppés des restes des membranes.

c. Bourses grises encore muqueuses.

d. Traces de caillots sans enveloppe.

Fig. 5. Intérieur de l'ovaire fig. 6.

a. Restes d'une vésicule jaune brisée, la matière jaune est très abondante, elle contient les restes d'un caillot.

b. Traces oblongues et diffuses d'un caillot. On voit encore quelques restes des membranes de la vésicule.

c. Bourse grise enveloppée.

d. Vésicule primaire contenant de la sérosité.

Fig. 6. Surface extérieure de l'ovaire gauche d'une femme enceinte de sept mois, morte rapidement du choléra.

a. Cicatrice rayonnée déjà ancienne.

PLANCHE V.

Fig. 1. Intérieur d'un des ovaires d'une femme de trente-quatre ans, morte quarante jours après un accouchement laborieux.

a. Vésicule jaune non développée.

b. Bourse grise volumineuse.

c. Même corps à l'état pulpeux.

d. Traces de caillots sanguins.

Fig. 2. Dessin non achevé d'un des ovaires d'une fille idiote, de vingt-trois ans, morte peu de jours après un accouchement à terme.

a. Vésicule jaune avec un commencement de dilatation de sa cavité Une membrane tapisse cette dernière.

b. Vésicule ascendante enveloppée d'une aréole violacée (effet cadavérique accidentel).

c. Petite bourse grise.

Fig. 3. Ovaire d'une femme nourrice depuis un an.

a. Vésicules très peu développées.

b. Trace d'un caillot absorbé.

Fig. 4. Ovaire de nourrice depuis un an.

a. Trace d'une vésicule jaune brisée. La matière jaune est abondante et concrète, tandis que le caillot intérieur a disparu.

b. Restes de matière jaune crétacée.

c. Petite vésicule non développée.

d. Petite vésicule non développée.

Fig. 5. Ovaire d'une femme de trente-cinq ans, morte six jours après un accouchement à terme.

Dessin placé supérieurement.

a. Tissu fibreux d'un blanc nacré.

b. Pulpe jaune vésiculaire abondante.

Dessin placé inférieurement.

a. Vésicule vide.

PLANCHE VI.

Fig. 1. Extérieur d'un ovaire d'une femme nourrice depuis quatorze mois.

a. Cicatrice pénétrée par la matière jaune.

b. Tache bleuâtre répondant au caillot marqué *c* dans la fig. II.

Fig. 2. Intérieur du même ovaire.

a. Vésicule jaune avortée; elle n'avait pas de relation avec la cicatrice extérieure; deux lambeaux sont relevés.

b. Echancrure résultant de la rupture d'une vésicule placée sur le bord de l'ovaire. La matière jaune s'est confondue avec le tissu de la cicatrice.

c. Une des traces des caillots absorbés.

Fig. 3. Face externe de l'ovaire dont l'intérieur est représenté figure 4.

a. Sillons profonds et nombreux.

Fig. 4. Intérieur de l'ovaire précédent; il appartenait à une fille vierge de cinquante ans qui n'était plus réglée depuis trois ans.

a. Restes d'un caillot comprimé.

b. Matière jaune analogue par son aspect à des fragments de briques rouges.

Fig. 5. Autre ovaire de la même fille.

a. Traces nombreuses de caillots fort anciens.

Fig. 6. *a*. Traces de la dernière rupture vésiculaire. On peut juger de l'époque des autres traces par leur volume et leur teinte qui vont toujours en décroissant.

Fig. 7. Ovaire de nourrice.

a. Bourse grise pulpeuse très développée.

b. Caillot réduit de volume au centre d'une matière jaune.

PLANCHE VII.

Fig. 1 et 2. Ovaires d'une fille de quarante-huit ans, qui avait cessé d'être menstruée depuis un an.

Fig. 1. *a.* Seul caillot noir sans restes d'enveloppes.

Fig. 2. *a.* Cicatrices agglomérées.

Fig. 3. Ovaire d'une femme de soixante-dix ans régulièrement menstruée au temps de sa fécondité. Elle avait été mère.

a. Coque de vésicule restée sans développement.

b. Noyau sanguin entouré d'une tache noire diffuse.

Fig. 4 et 5. Ovaires d'une fille hystérique.

Fig. 6. Ovaire d'une femme de cinquante ans.

a. Vésicule hydroophorique revenue sur elle-même; les membranes internes et externes sont visibles; elles sont séparées par une matière blanche concrète.

b. Caillot sanguin réduit de volume.

c. Matière jaune concrète sans membranes extérieures, avec restes de caillot au ceutre.

Fig. 7. Ovaire d'une fille prostituée âgée de quarante-huit ans; menstrues cessées depuis deux ans.

a. Restes de matière jaune sans enveloppe.

b. Caillot noir sans membranes.

PLANCHE VIII.

Fig. 1. Organes génitaux d'une fille vierge, morte à trente ans, non réglée depuis deux ans.

a. Les ovaires dont le tissu est fibreux et durci; leurs surfaces présentent quelques ruptures vésiculaires.

b. Kyste développé dans la trompe droite, contenant une matière jaune, homogène, semblables à l'enduit sébacé des nouveaux nés.

c. Trompe droite tordue sur elle-même communiquant par une ouverture très petite avec la cavité du kyste.

d. Corps de l'utérus d'un volume plus qu'ordinaire ; son tissu était sain.

Fig. 2. Ovaire d'une femme de quarante-cinq ans, non réglée depuis deux ans.

a. Petites masses grises mamelonnées et loculées, dures, dont le tissu a de la ressemblance avec le tissu squirrheux.

b. Vésicule jaune restée sans développement.

Fig. 3. Ovaire d'une femme de quarante-huit ans qui a cessé d'être menstruée depuis un an.

a. Enveloppes propres de l'ovaire.

b. Petites tumeurs dont le centre forme une loge qui contient de la sérosité.

c. Vésicule arrêtée dans son développement; elle est entourée d'un tissu anormal gris et dur.

d. La plus volumineuse des tumeurs ouvertes : elle est tapissée d'une membrane qu'on a pu enlever.

e. Vésicule primaire qui ne s'est pas développée.

PLANCHE IX.

Organes génitaux internes d'une fille de dix-neuf ans, réglée pendant quelques mois vers quinze ans; les menstrues n'ont reparu que trois ou quatre fois pendant les deux années suivantes et n'ont pas coulé depuis lors.

Fig. 1. *a*. Corps de l'utérus, un tiers plus volumineux qu'à l'état normal.

b. Ligament de l'ovaire droit renversé en arrière.

c. Ovaire droit adhérent dans le cul-de-sac péritonéal, ou recto-utérin. La lettre *c* indique le kyste que la fig. 3 représente ouvert.

d. Restes du parenchyme de l'organe.

e, *f*. Ovaire gauche.

e. Kyste contenant des poils et un liquide sanguinolent.

f. Autre kyste renfermant des portions membraneuses, des poils et du butyrum.

Fig. 2. Portions du butyrum que contenaient les kystes.

Fig. 3. Kyste de l'ovaire droit.

a. Membranes du kyste au nombre de trois ; la plus externe est péritonéale.

b. L'interne offre des plaques osseuses.

c. Masse charnue composée de divers tissus, tels que peau avec son épiderme, poils et leurs bulbes, tissus cellulaire et fibreux, cartilages.

d. Pédicule de la masse charnue faisant suite à la masse interne et à la peau de la masse.

e. Matière butyreuse.

f. Sillon profond bordé de deux rangs de poils ayant leurs bulbes.

h. Portion cartilagineuse.

i. Ouverture extérieure d'un petit canal faisant cul-de-sac.

Fig. 4. Kystes de l'ovaire gauche.

a. Membrane interne du grand kyste.

b. Plaques osseuses.

c. Petit kyste.

d. Membrane ayant les caractères de la peau et faisant sac.

e. Poils nombreux en mèche : ils ne sont plus adhérents ; quelques uns ont encore des bulbes.

f. Ouverture dans les parois du sac membraneux.

g. Poils implantés dans la membrane et pourvus de bulbes.

PLANCHE X.

Tumeur phlegmoneuse abcédée d'une vésicule ovarique.

a. Corps de la matrice.

b. Tumeur abcédée développée dans une vésicule.

c. Déchirure par laquelle le pus s'est extravasé dans le péritoine.

d. Ovaire droit avec une cicatrice.

PLANCHE XI.

La tumeur précédente ouverte.

a. Corps de l'utérus.

b. Membrane péritonéale de la tumeur.

c. Membrane propre de l'ovaire.

d. Caillots sanguins, traces de ruptures vésiculaires antérieures.

e. Circonvolutions formées par la matière de la vésicule.

f. Face interne de la déchirure.

TABLE DES MATIÈRES

AVANT-PROPOS.

PREMIÈRE PARTIE. — ANATOMIE.

Pages.

CHAPITRE I. De la structure des ovaires depuis la naissance jusqu'à la puberté 1

Premier fait 9

Résumé des faits exposés dans ce chapitre 12

CHAPITRE II. Etat anatomique des ovaires pendant la période de la fécondité chez les femmes 15

Deuxième fait 16

Troisième fait 20

Quatrième fait 26

Cinquième fait 27

Résumé des faits qui précèdent 31

CHAPITRE III. Etat anatomique des ovaires pendant la gestation et l'allaitement 34

Article 1er. Etat des ovaires pendant la grossesse . . . . id.

Sixième et septième faits 35

Huitième fait 36

Neuvième fait 40

Pages.

Dixième fait. 41
Onzième fait. 43
Article 2. Etat des ovaires pendant l'allaitement 44
Douzième fait. . . . . Id.
Treizième fait. 45

Chapitre iv. Etat anatomique des ovaires après la cessation définitive des fonctions de ces organes 47
Quatorzième fait. . . . . Id.
Quinzième fait. 48
Seizième fait. 52
Dix-septième fait. 53
Résumé des faits qui précèdent 54

DEUXIÈME PARTIE.

Considérations physiologiques et déductions des faits précédemment exposés 56
A. Formation des vésicules primaires 62
B. Formation des vésicules ou bourses grises. 65
C. Formation des vésicules jaunes 67
D. L'évolution vésiculaire est la cause de la menstruation . . . 69
E. Quelques observations sur les rapports de l'ovule avec la vésicule ovarique. 79

TROISIÈME PARTIE.

Remarques sur quelques points d'anatomie et de physiologie pathologiques des ovaires. 83
§ i. Altérations des vésicules primaires . . . . Id.
§ ii. Altérations des vésicules à l'état de bourses grises 88
§ iii. Altérations des vésicules jaunes 90

Pages

A. Avortement de la vésicule . . . . Id.

B. Suppuration 91

Dix-huitième fait. — Abcès développé dans une vésicule ovarique; distension et rupture de la tumeur; péritonite mortelle produite par l'épanchement du pus dans l'abdomen. 92

C. Hypercrinie de matière jaune 95

§ IV. De la grossesse ovarique 98

Dix-neuvième fait. — Kyste fœtal. 100

Vingtième fait. 112

Résumé des faits exposés dans ce dernier chapitre 117

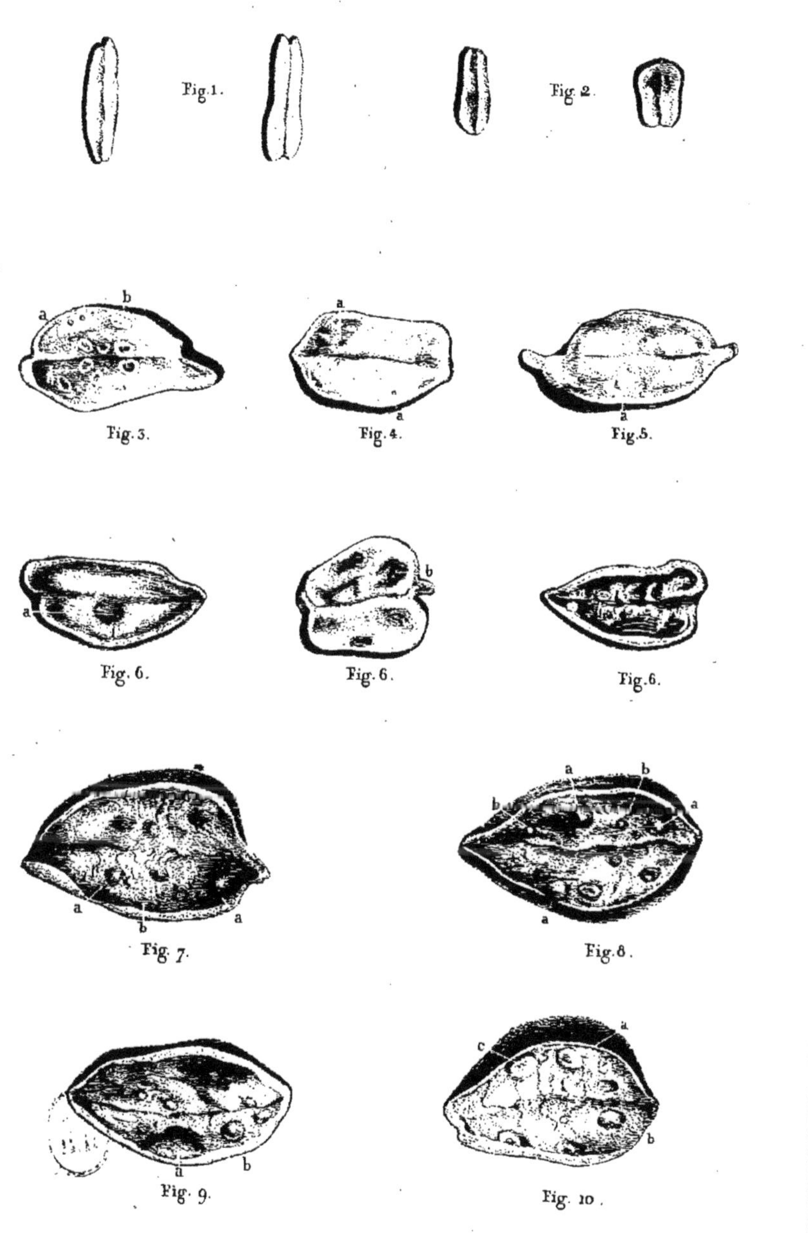

Lith. par Emile Beau

Imp. Lith. d'Artus.

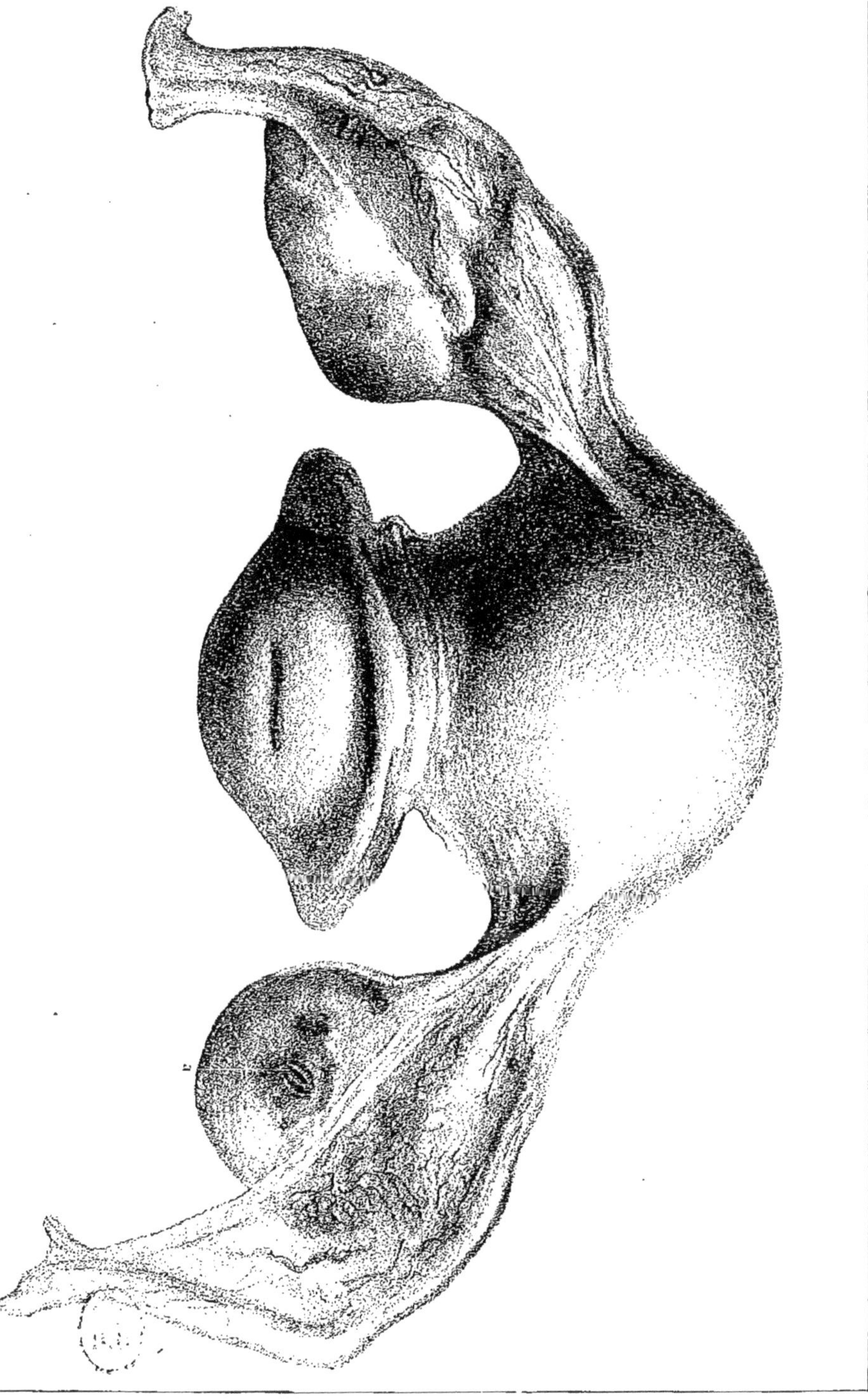

Lith par Emile Beau

Imp. Lith. d'Artus

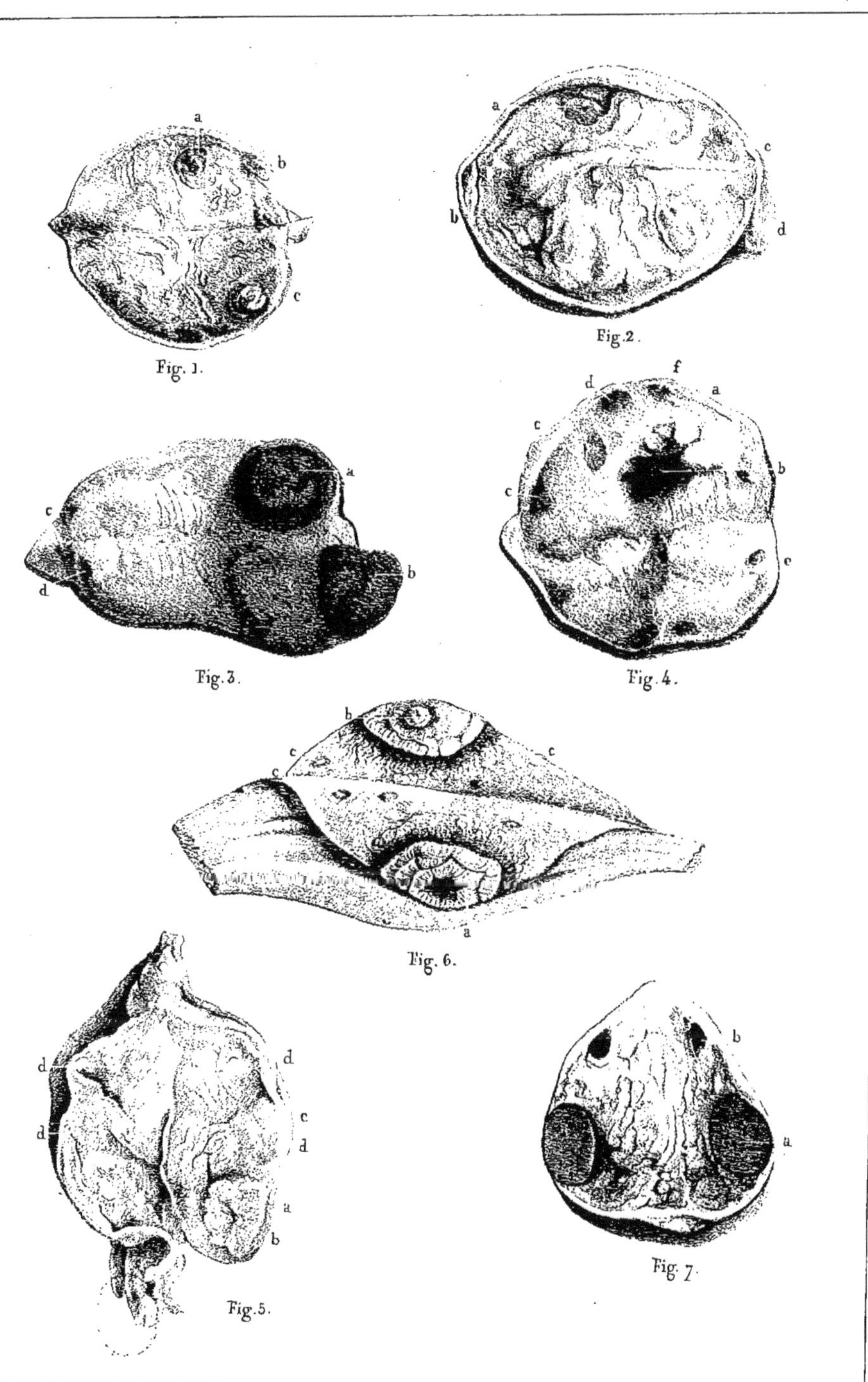

Fig. 1. Fig. 2. Fig. 3. Fig. 4. Fig. 5. Fig. 6. Fig. 7.

Lith. par Emile Beau — Imp. Lith. d'Artus.

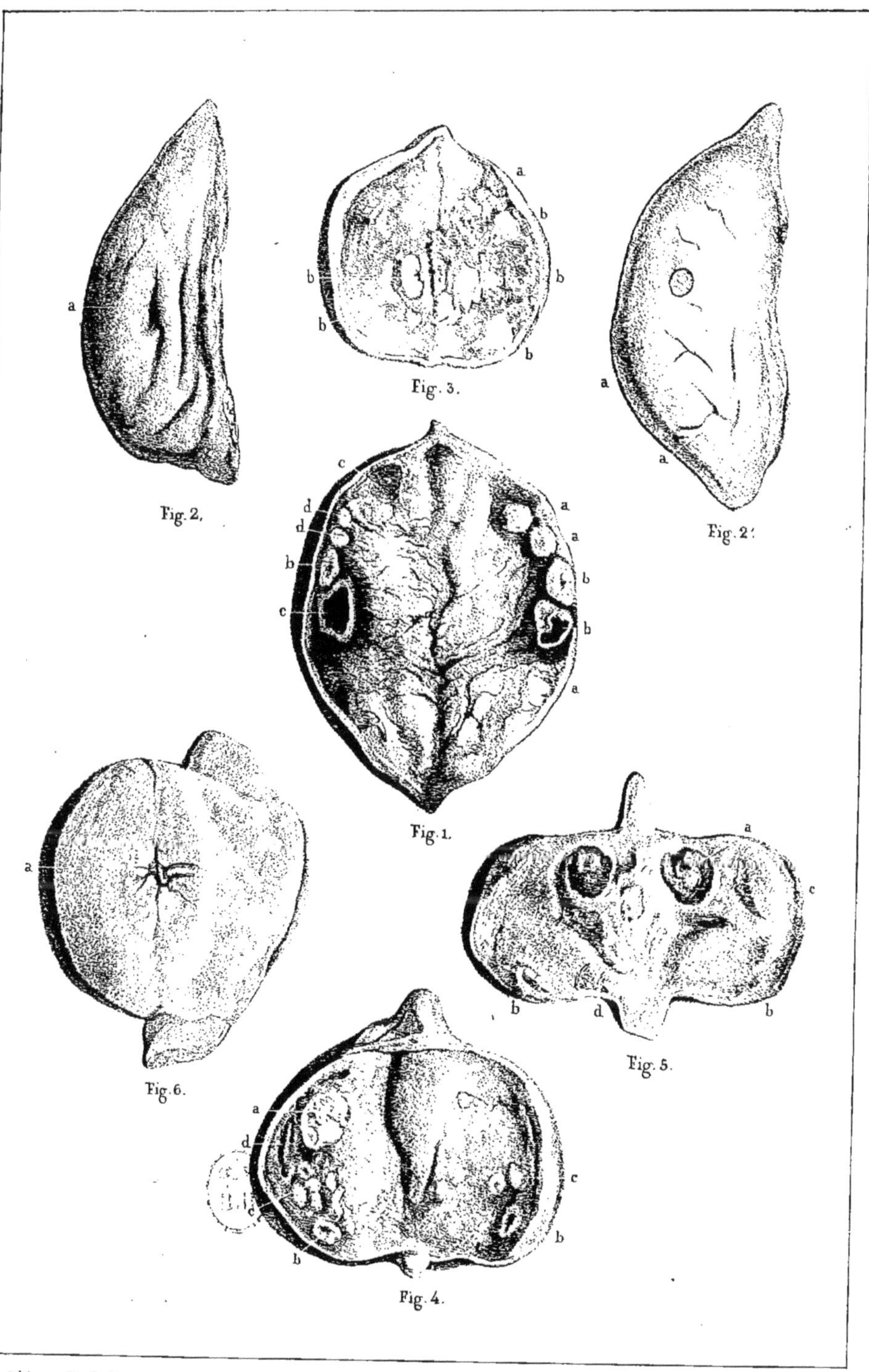

Fig. 1. Fig. 2. Fig. 2'. Fig. 3. Fig. 4. Fig. 5. Fig. 6.

Lith. par Emile Beau

Imp. Lith. d'Artus.

Pl. 5.

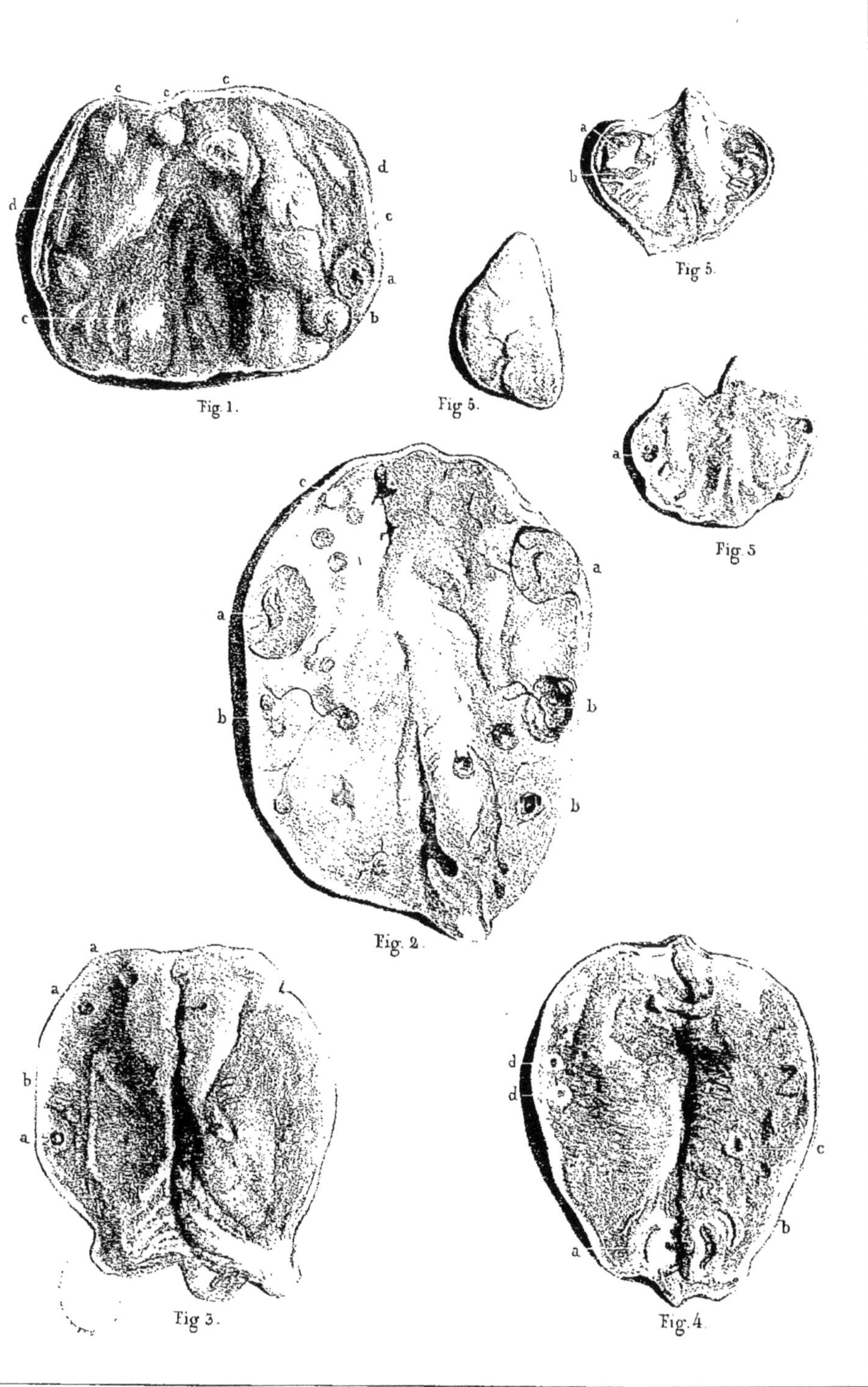

Fig. 1. Fig. 2. Fig. 3. Fig. 4. Fig. 5.

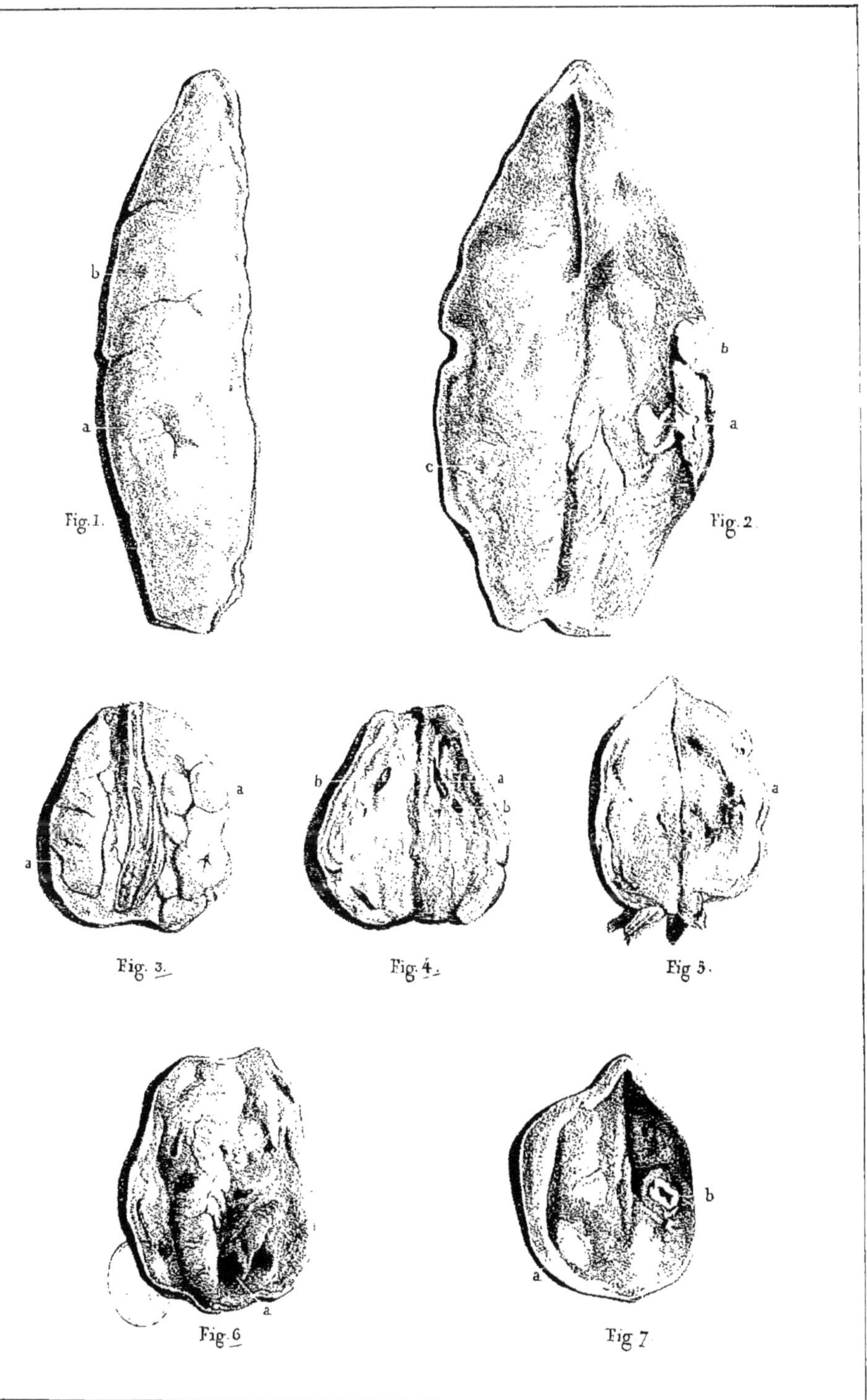

Fig. 1. Fig. 2. Fig. 3. Fig. 4. Fig. 5. Fig. 6. Fig. 7.

Lith. par Emile Beau. Imp. Lith. d'Artus.

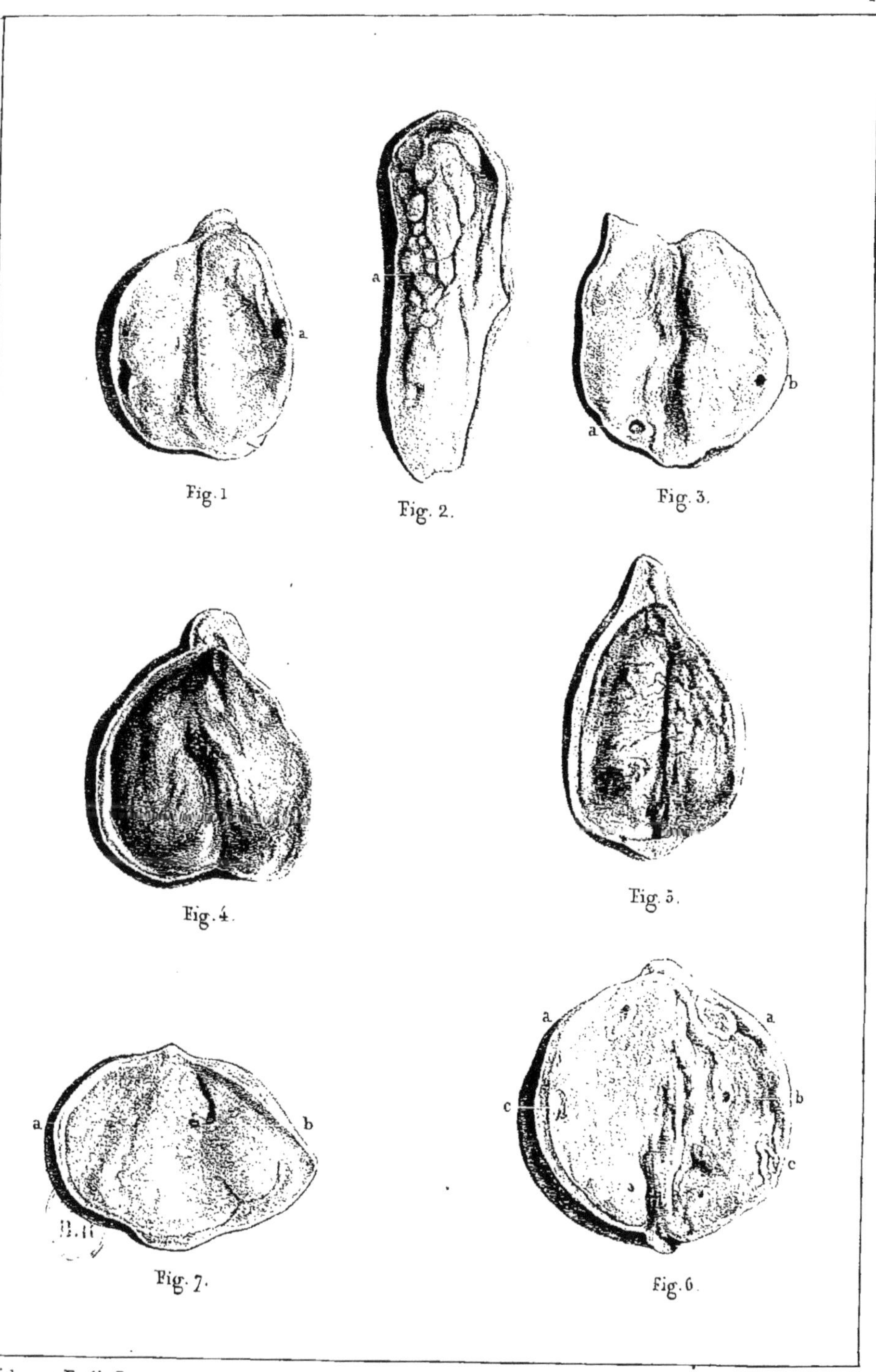

Fig. 1

Fig. 2.

Fig. 3.

Fig. 4.

Fig. 5.

Fig. 7.

Fig. 6.

Lith. par Emile Beau.

Imp. Lith. d'Artus

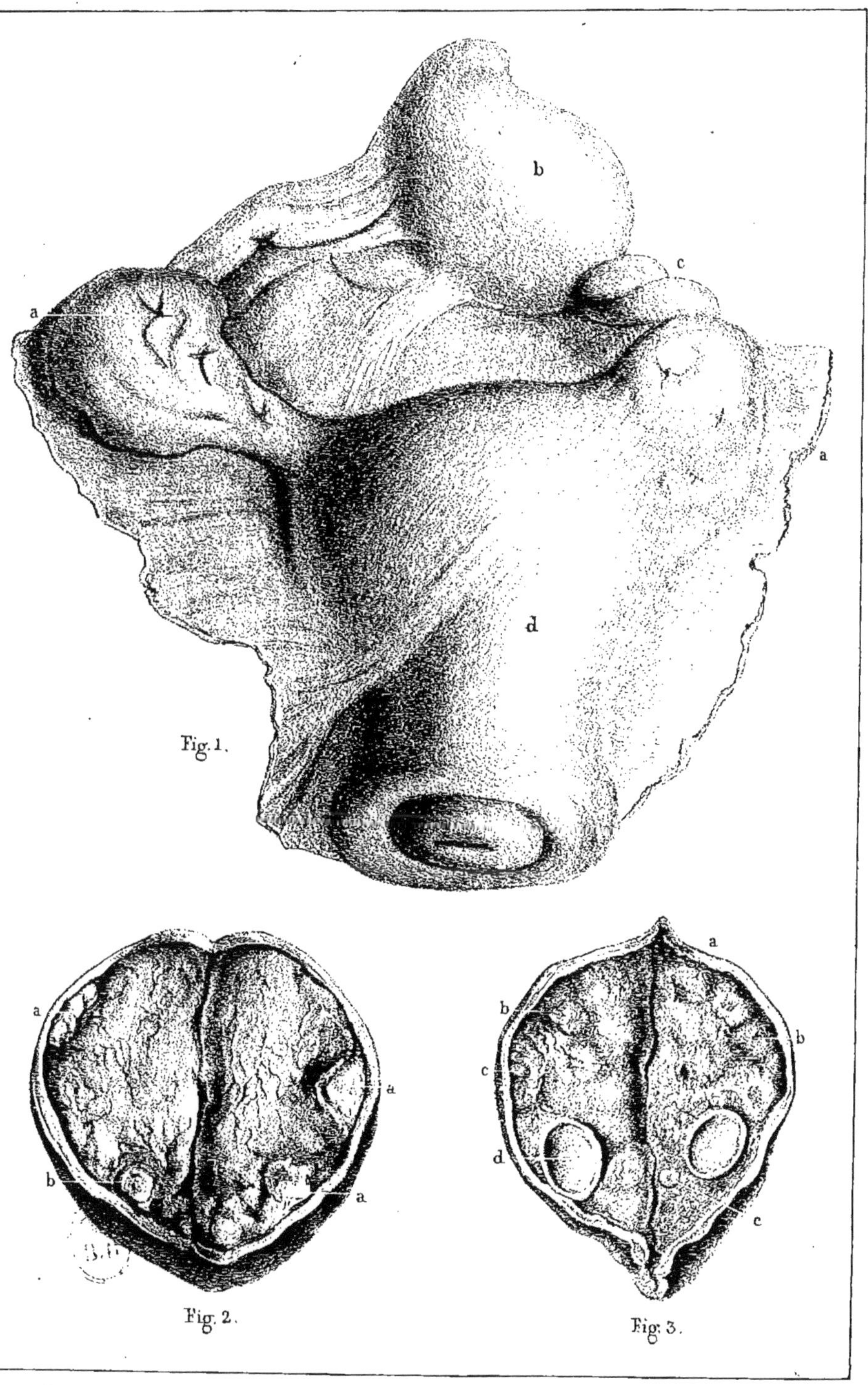

Fig. 1.

Fig. 2.

Fig. 3.

h. par Emile Beau.

Imp. Lith. d'Artus.

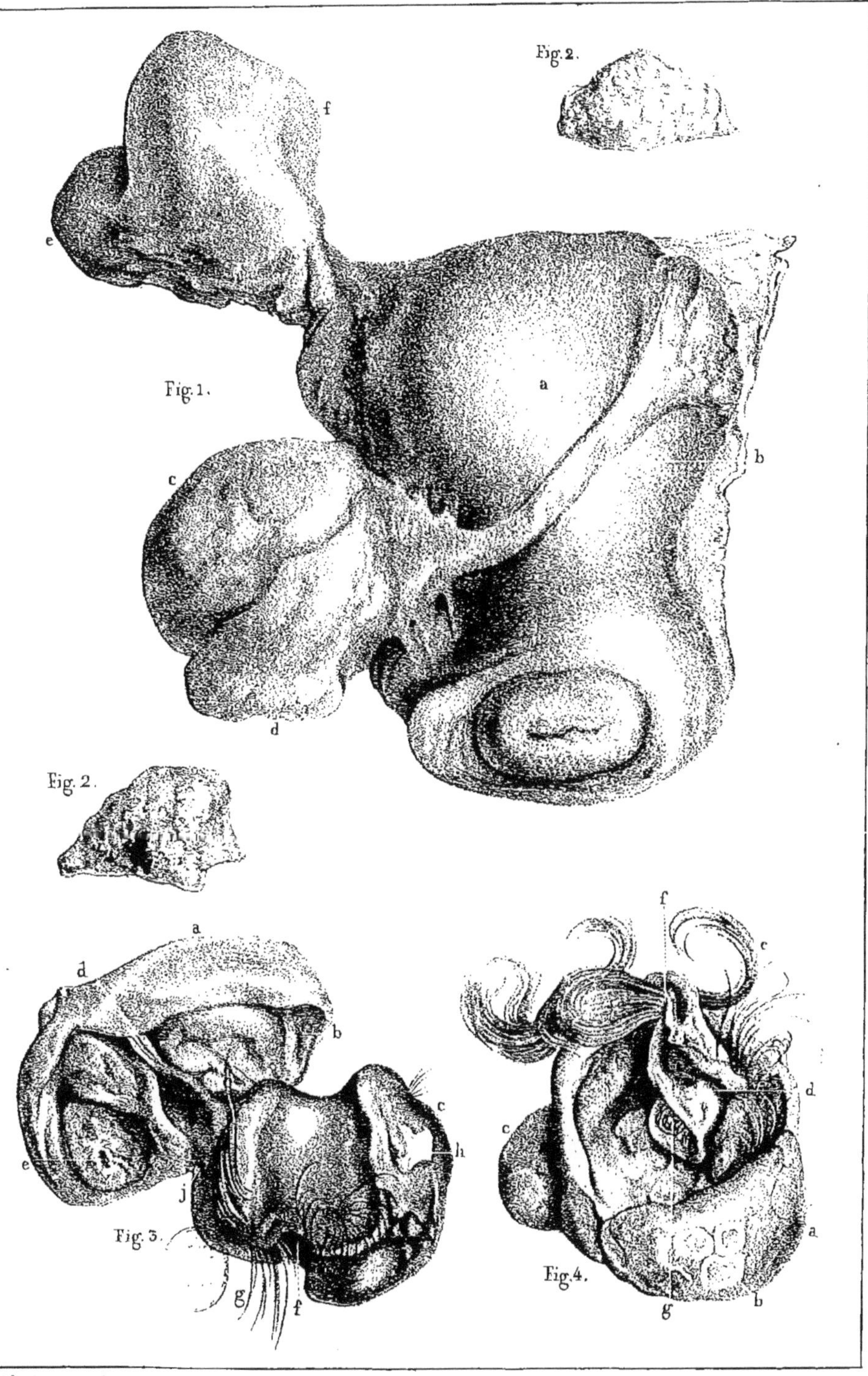

Lith. par Emile Beau

Imp. Lith. d'Artus.

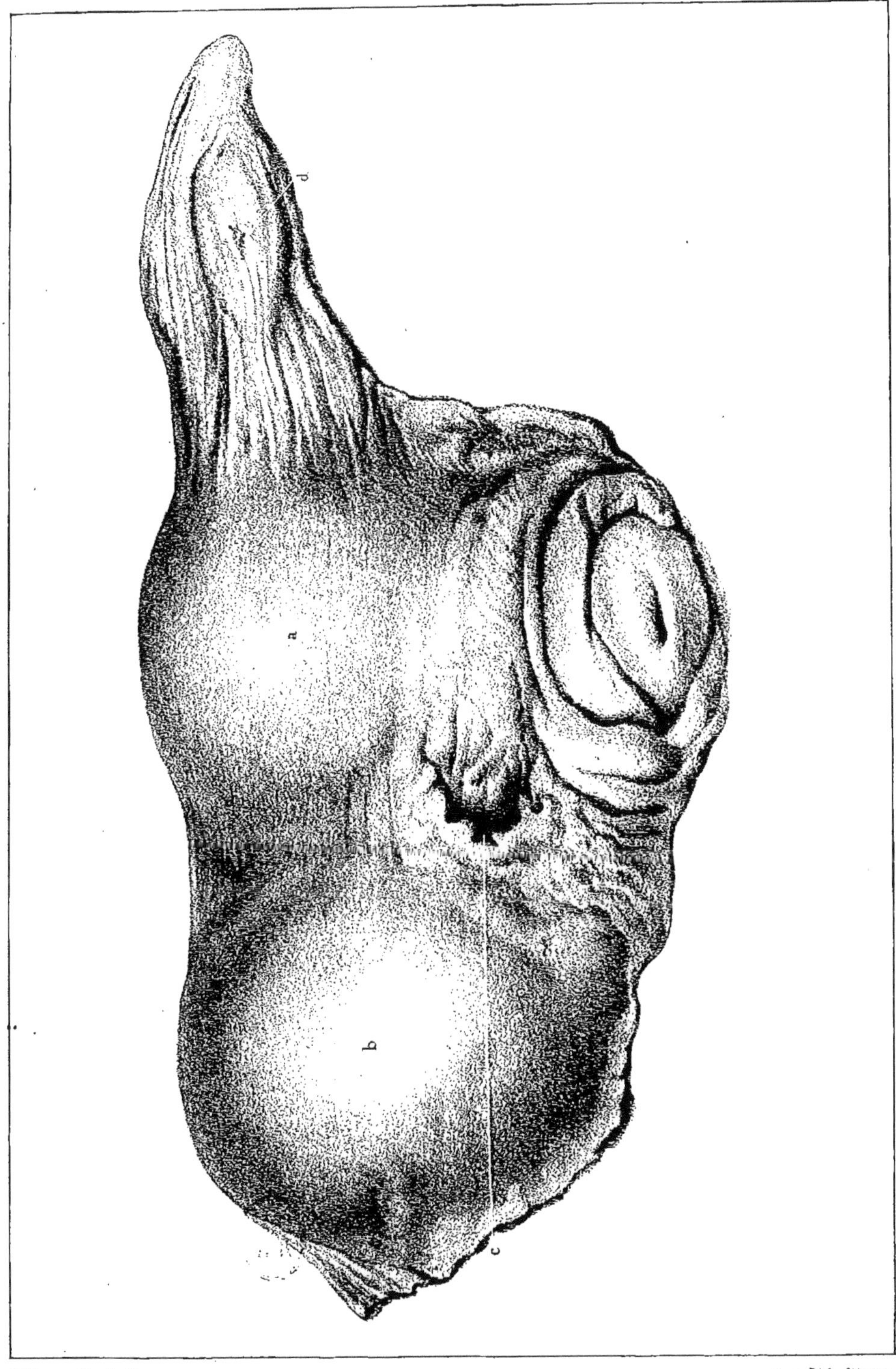

Lith. par Emile Beau

Imp. Lith. d'Artus.

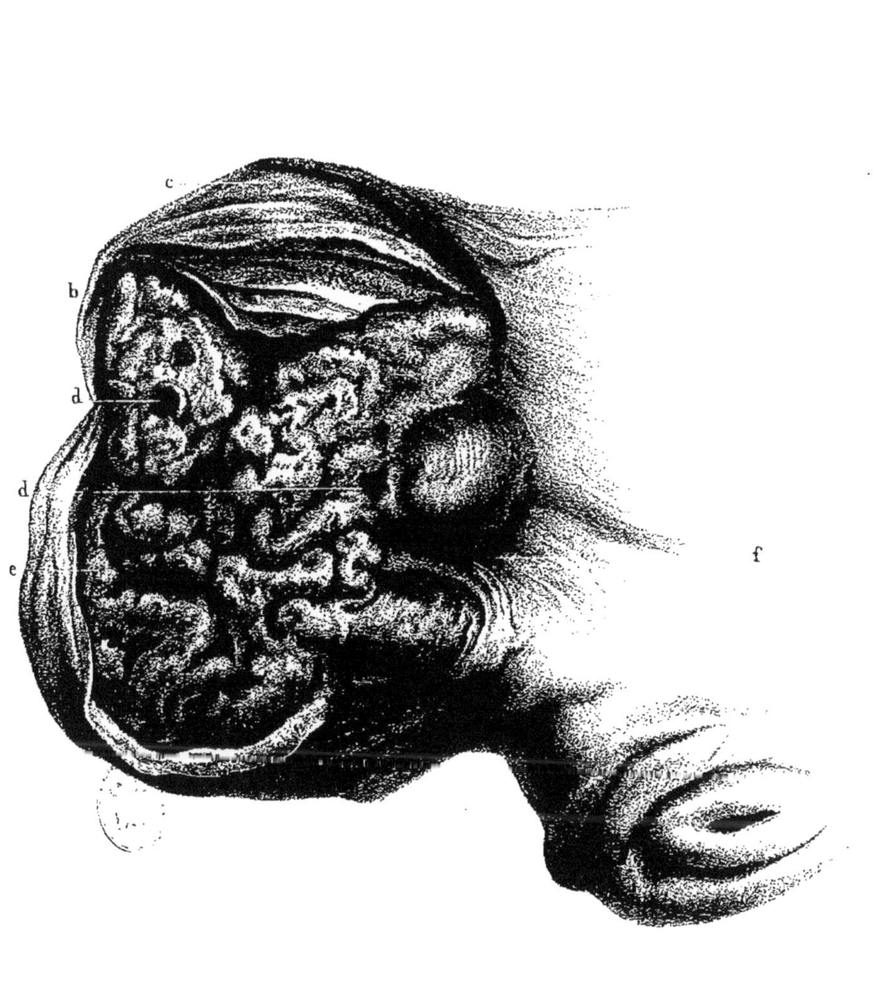

Lith. par Emile Beau. Imp. Lith. d'Artus.

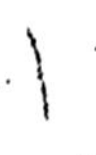

www.ingramcontent.com/pod-product-compliance
Ingram Content Group UK Ltd.
Pitfield, Milton Keynes, MK11 3LW, UK
UKHW012217240726
13966UKWH00003B/817